AG SPAK Materialien 37

Michael Löcke
Okt. '82

Delia-Alexandra Beyer

Psychosomatik des Krebses

Mit Vorworten von Rolf Schwendter
und Bernhard Achterberg

AG SPAK Materialien 37

erscheint als M 37 in der Reihe 'Materialien der AG SPAK'

2. Auflage: Juni 1981

1. Auflage: Mai 1979

Umschlaggestaltung: Margit Türk

Druck: Bronner - Offsetdruck München

Vertrieb über: AG SPAK

(Arbeitsgemeinschaft sozialpolitischer Arbeitskreise)

Reifenstuelstr. 8, 8OOO München 5

ISBN 3 - 923 126 - OO - X

INHALTSVERZEICHNIS

Vorwort

1. Die vorliegenden „Materialien zur Psychosomatik des Krebses" verdanken ihre Veröffentlichung zwei Gründen: Zum einen ist die Psychosomatik bei Medizinern, Psychologen und Sozialarbeitern (und bei den Studenten dieser Fächer) immer noch ein weithin vernachlässigtes Gebiet. Zwar sieht die reformierte medizinische Approbationsordnung eine geringfügige Stundenanzahl zum Studium der Psychosomatik vor. Jedoch muß aus der Art und Weise der Durchführung dieser Studien der Eindruck entstehen, als sei Psychosomatik ein neues medizinisches Orchideenfach, und nicht eine neue Sichtweise vom seelisch bedingten Entstehen körperlicher Erkrankungen.

Zum zweiten hat sich diese Sichtweise auch unter den Medizinkritikern, unter den Illich-Lesern, unter den Laien- und Selbsthilfegruppen des Projektbereichs Psychisch Kranke der AG SPAK, noch nicht genügend herumgesprochen. Selbst wer den Glauben an die Heilkraft des weißen Kittels, an den Mythos der Geisteskrankheit (Szasz) und an ihre erblichen oder hormonalen Entstehungsbedingungen in der Zwischenzeit gründlich verloren hat, hat oft ungebrochenes Vertrauen zur Wirkung von Viren oder Hormonen auf organische Krankheiten und ihre Heilung durch Pharmaka, Radikaloperationen oder Bestrahlungen.

2. Für die Veröffentlichung der Vordiplomarbeit Delia Beyers als „Materialien zur Psychosomatik des Krebses" spricht ihr Reader-Charakter. Sie faßt, für den Laien, den Studenten leicht lesbar, in einem Rundschlag den Großteil des bedeutenden Untersuchungen und Theorieansätze zur Psychosomatik des Krebses auf 60 Seiten zusammen; eine Kurzübersicht zur Information an ein bis zwei Abenden. Eine weitergehende Beschäftigung mit dem Gegenstand wird hierdurch keineswegs ersetzbar, vielmehr erst angeregt.

Daher beschränkte sich die Veränderung des Originaltextes weitgehend darauf, die bei medizinischen Gegenständen übliche Flut von Fremdwörtern einzuschränken, zu übersetzen bzw. zu erklären. Es ist uns bewußt, daß uns dies nicht in sämtlichen Fällen gelungen ist. So sahen wir uns außerstande, gleichsam nebenher eine Einführung in die Psychoanalyse abzufassen. Interessenten an Grundbegriffen der Psychoanalyse wird empfohlen, z.B. bei Humberto Nagara, Psychoanalytische Grundbegriffe, oder Laplanche/Pontalis, Das Vokabular der Psychoanalyse, nachzuschlagen.

3. Aus dem genannten Reader-Charakter der Materialien ergibt sich auch, daß wir auf eine Kritik der im Text erwähnten Ansätze verzichtet haben.

Die Erforschung der psychosomatischen Krebsverursachung befindet sich in einem Anfangsstadium. Dementsprechend unterentwickelt sind die Methoden, dementsprechend widersprüchlich die daraus resultierenden Ergebnisse. Um den Forschungsprozeß voranzutreiben, wird es erforderlich sein, die inneren Widersprüche von Spitz, Erikson, Reich, Bahnson etc. herauszuarbeiten. Dies hier zu leisten, hätte einen kritischen Text erfordert, der zumindest ebenso lang geworden wäre, wie die Materialien selbst.

Ähnliches gilt auch für die Schlußfolgerungen der Autorin selbst. Abgesehen davon, daß ich ihre Zuversicht nicht teilen würde, zu wissen, was nun *Schizophrenie* sei: es gibt Krankengeschichten, die ihrer These widersprechen. Berühmt geworden ist der Fall des französischen Theatermenschen Artaud, der 9 Jahre lang wegen *Schizophrenie* in der Psychiatrie interniert war, und wenige Jahre nach seiner Entlassung an Krebs verstorben ist.

4. In der Folge für dieses Anfangsstadium psychosomatischer Krebsforschung nur einige wenige Beispiele: Die erwähnten Untersuchungen aus Krakau und Basel sind methodisch schon durch die Fragwürdigkeit gekennzeichnet, daß ihre Stichprobe (69 bzw. 25 Personen) viel zu klein ist, um überhaupt Aussagen gemäß dem empirischen Selbstverständnis der Autoren zu gestatten.

In der Baseler Untersuchung wird die Verdrängung von Verlusterlebnissen zu einem unterscheidenden Indikator zur Kontrollgruppe, während dieselben verzerrten Erinnerungen an anderen Stellen für voll genommen werden.

Zeitweilig haben wir erwogen, diese Teile der Arbeit zu streichen; das Bestreben, den realen Verlauf psychosomatischer Krebsforschung dokumentiert zu wissen, hat uns jedoch davon zurückgehalten.

Gotthard Booth wiederum z.B. wendet alle Mühe auf, die Spontanheilung einer Musikerin mit ihrem Lebenswillen und ihrem Gefühl, durch die Musik ausgefüllt zu sein, zu begründen. Da die Frau schon vor ihrer Erkrankung Musikerin war, kann er nicht erklären, warum die Krebskrankheit überhaupt entstehen konnte.

5. Gibt es schon *innerhalb* der Ansätze der Krebsforscher Widersprüche, so ist erst recht anzunehmen, daß es *zwischen* ihnen Widersprüche gibt.

Während Beck u.a. meinen, daß die Krebspatientinnen statistisch signifikant stärker hypochondrisch (eingebildet krank) und hysterisch sind, nehmen Nemeth/Mezei an, daß sich hysterische Verhaltensweisen nur geringfügig nachweisen lassen.

Offene Angst zählt bei Beck u.a. zu den vier typischen Reaktionen auf den Krebs, während Rassidakis u.a. die *erstaunlicherweise sehr geringe* Angst der Kranken betonen. (siehe unten)

Für Grossarth-Maticek spielt das exponierende Verhalten, einschließlich Streß und ungünstigen Umwelteinflüssen, eine große Rolle bei der Krebsentstehung. Dahingegen halten Rassidakis u.a. den Krebs für eine *Urseuche der Menschheit*, die mit dem *menschlichen Lebenstrieb* zusammenhängt. (Letzteres hat Sibylle Mascha Grüne – unveröffentlicht – mit Recht kommentiert: *Bei Naturvölkern kommt die „Urseuche“ nicht vor. Im Altertum gab es sie auch nicht. Die moderne Verstümmelung des Menschen im technischen Zeitalter erst rief den Krebs, das Sterben an der Nicht-Identität, auf den Plan.*)

Nach Bahnson schließen sich Psychosen und bösartige Geschwülste gegenseitig aus; denn die Wege zur Entladung von Spannungen auf psychischem und somatischem Gebiet sind getrennt. So getrennt sind die Wege bei Petrova wiederum nicht, zumindest bei Hunden: Neurotisierte Tiere entwickeln Tumoren.

Bei Le Shan entwickeln Krebskranke allgemeinen Lebensüberdruß, bei Bahnson Glück und Zufriedenheit.

Und so weiter.

6. Grossarth-Maticek hat bereits darauf hingewiesen, daß ein ernsthaftes methodisches Problem darin besteht, daß die meisten Studien rückwärts gewandt sind. Das heißt, der *bereits Krebskranke* wird befragt, während Grossarth-Maticek eine Art Zukunftsforschung des Krebses versucht.

Entsprechend auffällig ist es, daß verschiedene Autoren (mit der erwähnten bestimmten Ausnahme von Rassidakis u.a.) feststellen: die Krebskranken haben Angst (die hätte ich auch), ziehen sich aus Objektbeziehungen zurück, befassen sich stärker mit dem Körperschema (der Körper ist ihnen ja auch *jetzt* zum Problem geworden), reagieren mit oraler Abhängigkeit (sie befinden sich im Krankenhaus) und Subjektkritik (sie sind vom Arzt abhängig).

Wiederum hat Sibylle Mascha Grüne den entsprechenden Kommentar abgefaßt: *Als wäre die Angst vor dem Sterben und das Aussätzigwerden in der Gesellschaft (als Krebskranker ist man ungefähr so etwas wie eine atomare Mülldeponie), von dem alle Krebskranken auch ohne Tests berichten, etwas so erstaunliches: Und die Ohnmacht, die sich daraus ergibt.*

7. Da den Gegenstand der „Materialien zur Psychosomatik des Krebses" vor allem seelische Vorgänge abgeben, ist es naheliegend, daß die Frage der Umsetzung seelischer in körperliche Vorgänge weniger berücksichtigt wird. Auf Grund der Ausführungen F. Vesters (in: Frederic Vester/Gerhard Henschel, Krebs ist anders, München 1973, S. 82ff) kann hierzu noch Ergänzendes beigetragen werden:

Schicksalhafte Ereignisse oder psychische Eindrücke dringen über eine hormonelle Steuerung in das Innerste der Zellen vor und wirken in diesen molekularbiologischen Mechanismus hinein (S. 82). Wahrnehmungen, Erinnerungen und Gedanken bewirken über das Zwischenhirn eine unterschiedliche Aktivierung von Hormonen, die ihrerseits in die Zelle hineinreichen: freudige und unangenehme Eindrücke, Streß und Verlusterlebnisse verschieben das Hormonmuster (S. 83).

Nachdem Vester gleichfalls auf eine Reihe von Krebsursachen (Trennung von einer starken Bindung, die Trennung führt zu Depressionen und Angst; emotional kalte Elternbeziehung) eingeht, führt er dies näher aus (S. 86):

... daß seelische Einflüsse die Immunabwehr des Körpers bestimmen. Und zwar positiv wie negativ. ... Durch solche Situationen wird eine Art Streß erzeugt. Das heißt, unser Körper produziert erhöhte Mengen Streßhormone aus der Nebenniere. ... Diese Hormone senken aber die Immunabwehr des Körpers. ... Wenn nun durch eine länger dauernde psychische Grundsituation über das Gehirn der ständig wiederholte Befehl erfolgt, körpereigene Cortison auszuschütten, so schwächt das die Immunabwehr nicht nur vorübergehend, sondern nachhaltig. Und damit sind wir ... wieder bei der verminderten Immunlage des Körpers gelandet, die den Krebs begünstigt ...

Die Hormone werden durch einen direkten Nervenimpuls ausgeschüttet (S. 88): *Der Sympathikus z.B., also einer der großen Nervenstränge des vegetativen Systems, leitet auf entsprechende Wahrnehmungen hin einen direkten Impuls auf die Nebenniere. Dort wird in Bruchteilen von Sekunden Adrenalin und Novadrenalin ausgeschüttet. Diese Hormone lösen dann eine Folgewirkung im Organismus aus, die am genetischen Code oder genauer in die Informationsweitergabe an den Genen etwa dadurch eingreifen, daß sie durch ganz einfache Anlagerung an bestimmte Eiweißkörper zunächst einmal deren räumliche Struktur verändern.*

Diese Eiweißkörper sind auch mit den Nukleinsäuren verbunden, unterdrücken bei ganzen Gen-Abschnitten das *Ablesen* der Informationen von den Nukleinsäureketten, verhindern Bildung oder auch Ablösung der bereits am Gen geformten Matrizen. Indem ein Hormon die räumliche Struktur dieser Eiweißkörper verändert, können diese ihre Rolle nicht mehr ausüben: ... *die Verbindung mit dem Gen lockert sich und die Information wird auf einmal freigegeben. Das Hormon braucht sich dabei ... gar nicht einmal chemisch zu verändern. Es braucht nur da zu sein. Das Ganze verläuft ungeheuer schnell und mit vielfältigen Auswirkungen im Organismus: Die Catecholamine Adrenalin und Novadrenalin z.B. bewirken eine sofortige Mobilisierung der in der Leber gespeicherten Zuckerreserven, schlagartigen Anstieg des Blutdrucks durch Gefäßverengung, Beschleunigung des Herzschlags und ... ebenso blitzartige Schaltungen im Gehirn. Nur so ist der Organismus überhaupt fähig, auf die vielen unterschiedlichen An-*

*forderungen zu reagieren, die die Umwelt an ihn stellt. In diesem Falle wäre das die durch bestimmte Signale ausgelöste automatische Vorbereitung des Organismus für eine sofortige Flucht- oder Angriffsreaktion ... (*S. 88f)

Mit diesen stofflichen Vorgängen sind also in etwa die für das Gesundheits- und Krankheitsgeschehen ebenfalls bedeutsamen psychischen Erlebnisse verknüpft.

Rolf Schwendter unter Verwendung der Diskussionsbeiträge von Werner Buschmann und Sibylle Masche Grüne

„... die ungeweinten Tränen“

Nur wenige Gedanken, Begriffe, Situationen erzeugen ein solches Maß an betretenem Schweigen, an hilfloser Betroffenheit, an Angst und gleichzeitiger Flucht vor dieser Angst wie die Information: *Sie/er hat Krebs.* Die kollektive Sprachlosigkeit hat System und Grund. Krebs ist ein besonders angemessener Ausdruck unserer Gesellschaft, ist *ein Urteil über die Gesellschaft,* wie Adolf Muschg schreibt. (Delia Beyer bezieht sich in dieser Arbeit auch auf diesen Gedanken.) Die Brutalität und die erbarmungslose Konsequenz, mit der sich die Selbstvernichtung durch Krebs vollzieht, erschreckt uns besonders – uns, jetzt gemeint diejenigen, die nicht oder noch nicht krebskrank sind – in dem Moment, wo wir begreifen, daß der Krebskranke uns einen Spiegel unserer eigenen Wirklichkeit vorhält. Adolf Muschg macht dies in seinem Vorwort zur Fritz Zorns Autobiographie „Mars“ deutlich. Er, der nicht an Krebs erkrankt ist, der nicht über dreißig wurde, ohne je mit einer Frau geschlafen zu haben, erkennt in Fritz Zorn, in dessen kaum aussprechbarer Verzweiflung, in der Unerträglichkeit seiner Lebensumstände sich selbst wieder.

Daß Krebs nicht einfach eine zufällige organische Krankheit ist, für die wir noch den Erreger zu finden haben, um ein Gegenmittel zu finden, mit dem dann der *Fall erledigt* ist, daß Krebs vielmehr etwas weitaus persönlicheres ist, daß Krebs Ausdruck ist für die Art, wie wir unter heutigen gesellschaftlichen Bedingungen leben (und teilweise zu leben gezwungen sind), dies ist als Ahnung offenbar seit langem verbreitet. Ich denke, daß die namenlose Angst vor dem Krebs genau in diesem Wissen gegründet ist. Was aber unterscheidet den Krebs von den anderen Formen schrittweiser Selbstvernichtung, die in unserer Gesellschaft zu Massenepidemien wurden: der Alkoholmißbrauch, das *Raucherbein*, der Herzinfarkt? Ich kann hier nur vermuten: In jeder der genannten Methoden der Selbstzerstörung ist auch noch ein Trost, ein Ersatz, der zwar zu teuer bezahlt wird, aber immerhin einen Gewinn bedeutet: Der Genuß des Trinkers, des Rauchers, die Leidenschaft und Aktivität, die Intensität des Lebens, das zum *gebrochenen Herzen* führt; – all dies fehlt der Todesbahn des Krebses. Der Krebs ist trostlos.

In seiner Trostlosigkeit zeiht er zugleich alle Tröstungen der Lüge, stellt er alle Befriedigungen infrage.

So, wie uns der Selbst-Töter ängstigt, wenn er uns nachweist, daß *das Leben* – also seines, wie auch unseres – sinnlos ist, so bedroht uns der Krebskranke mit seiner/unserer Trostlosigkeit.

Delia Beyer weist darauf hin, daß es dem mutigen und erschütternden Buch von Fritz Zorn zu verdanken ist, daß solche Gedanken denk-bar, solche Sprache sprech-bar wurden.

Es überrascht nicht, daß solche Impulse gerade im Feld alternativen psychosozialen Engagements besonderen Widerhall finden. Denn das angedeutete Verständnis von Krebs als Lebensform entspricht der Kritik, die von der *alternativen* Bewegung an der klassischen Organmedizin geübt wird. Ebenso erwartungsgemäß unterliegt die Aufnahme solcher Ideen in diesem Feld aber der Gefahr der Begriffslosigkeit.

Es besteht die Neigung, in der Betroffenheit, im symbolischen Schlagwort zu verharren.

Hier liegt die Wichtigkeit der vorliegenden Arbeit, hier die Notwendigkeit ihrer Veröffentlichung gerade in diesem Rahmen. Delia Beyer zeichnet auf, daß psychosoziale Betrachtungsweisen des Krebses seit langem bestehen, daß wir aus den vorgefundenen Ansätzen genügend Material zum systematischen Nachdenken schöpfen können.

Dieses Nachdenken kann und soll nicht in einer Arbeit abgeschlossen werden. Es wird hier mit überzeugenden Argumenten begonnen. Und es wird uns unausweichlich gemacht, hier weiter zu denken und zu arbeiten.

Bernhard Achterberg

EINLEITUNG

Es gibt keinen Bereich in der Medizin, der soviel Beachtung in der – nichtmedizinischen – Öffentlichkeit findet wie die Krebsforschung. Seitdem die Krankheit bekannt ist, versuchen die Ärzte, ihr ‚Herr zu werden', in den letzten Jahrzehnten wurden die Anstrengungen noch vervielfacht. Bisher ohne Erfolg, es sterben immer mehr Menschen an Krebs, über 100 täglich allein in der Bundesrepublik. Obwohl sich Wissenschaftler der verschiedensten Fachrichtungen mit der Onkologie (Geschwulstforschung) beschäftigen, hat sich der Fragenkatalog eher vergrößert als verkleinert: Warum kann jemand dreißig Zigaretten täglich rauchen, ohne Krebs zu bekommen, ein Nichtraucher entwickelt aber ein Bronchialcarcinom? Warum leben Menschen mit mehreren Metastasen an den verschiedensten Stellen im Körper noch jahrelang, andere sterben trotz Operation? Welche Umweltbedingungen sind dafür verantwortlich, daß die Zahl der Krebsfälle immer mehr steigt? Stimmen, die behaupten, psychologische Momente spielten bei der Neoplasie (bösartige Neubildung von Geweben) eine Rolle, gibt es schon lange. Seit etwa zwanzig Jahren untersuchen Ärzte, Psychoanalytiker und Psychologen die psychosomatischen Aspekte der Krebsentwicklung; ihre Forschungsergebnisse wurden zwar in Fachzeitschriften veröffentlicht, fanden aber weder in der Öffentlichkeit noch bei den traditionellen Onkologen größere Beachtung. Dies hat sich im Laufe der letzten Jahre geändert.

Bei der Krebstagung der Deutschen Akademie für medizinische Fortbildung (Bad Nauheim) in Kassel im März 1978 informierte der Psychoanalytiker H. Stierlin, Heidelberg, die anwesenden Ärzte darüber, daß es eine wissenschaftliche Forschung über die Psychosomatik des Krebses gibt. Bei der Krebstagung der Gesellschaft für Innere Medizin in Wiesbaden im April 1978 standen ebenfalls psychologische Themen auf der Tagesordnung.

Ich möchte in meiner Arbeit zeigen, daß bei der Neoplasie psychosomatische Aspekte eine wichtige Rolle spielen, deshalb werde ich versuchen, die Erkenntnisse der psychosomatischen Theorie mit den Ergebnissen der Untersuchungen über psychologische Aspekte in der Entwicklung der Carcinome (Krebsgeschwülste) zu verbinden. Ich werde kurz über verschiedene Ansätze der Psychosomatik berichten und über deren Hintergründe, die Störungen in der narzißtischen Phase. Anschließend werde ich den psychosomatischen Ansatz bei Krebserkrankungen begründen, um dann über die verschiedenen Forschungen in aller Welt zu diesem Problem zu referieren. Die wichtigsten Ergebnisse werde ich dann zusammenfassen, um mit der Psychosomatikforschung zu einem Ansatz eines Krebsentstehungsmodells zu kommen. Der Schluß wird einige Anregungen zur weiteren Forschung aufzeigen und kurz auf psychologische Erkenntnisse eines Krebskranken über seine Krankheit eingehen.

PSYCHOSOMATIK

Die psychosomatische Medizin bzw. das, was wir heute darunter verstehen, wäre ohne die Psychoanalyse nicht denkbar. Etwa zur selben Zeit, als Freud die Entwicklung und die Funktionsweisen der menschlichen Psyche erforschte, veröffentlichte Groddeck seine Überlegungen zu dem Einfluß der Psyche auf körperliches Geschehen.

Freud, der wegen eines besseren Verstehens Psyche und Soma trennte (Psyche meint hier Seele, und Soma meint Körper), fand in Groddeck jemanden, der sehr konsequent Psyche und Soma miteinander verband. Andere Psychoanalytiker folgten, wenn auch etwas vorsichtiger, diesem Beispiel: Alexander, Deutsch, v. Weizsäcker, Mitscherlich u.v.a.m. *Die psychosomatische Medizin muß eine tiefenpsychologische sein oder sie wird nicht sein.* (v. Weizsäcker, 1954). Freud stand der psychosomatischen Medizin zwar interessiert wohlwollend gegenüber, hatte aber seine besonderen Gründe, sich nicht näher damit zu beschäftigen: *Von solchen Untersuchungen mußte ich die Analytiker aus erziehlichen Gründen fernhalten, denn Innervation, Gefäßerweiterung, Nervenbahnen wären zu gefährliche Versuchungen für sie gewesen, sie hatten zu lernen, sich auf psychologische Denkweisen zu beschränken.* (v. Weizsäcker, 1954)

Die psychosomatische Medizin hat sich trotz allem im Schatten und mit Hilfe der Psychoanalyse weiterentwickelt. Bei der Charakterisierung einer Krankheit als *psychosomatisch* werden heute meist zwei Punkte beachtet:

1. Es liegt eine Störung physiologischer Funktionsweisen und häufig auch die Beschädigung eines Organs vor.
2. Das psychosomatische Symptom hat für seinen Träger eine geheime Bedeutung und Logik.

Um dies zu entschlüsseln, wurden im Laufe der Zeit die verschiedensten Methoden entwickelt. Eicke stellt sie wie folgt zusammen:

A. Indirekte Verfahren

1. Man kann aus Beobachtungen des Verhaltens von Tieren auf gleichgeartete Vorgänge im Menschen schließen (z.B. Pawlow).
2. Man kann aus der Symbolsprache in Mythen, Märchen und Träumen Schlüsse auf die seelische Bedeutung von

Körpervorgängen ziehen (z.B. C.G. Jung).

3. Man kann durch soziologische Untersuchungen das Vorkommen bestimmter Verhaltensmuster bei den gleichen Krankheitserscheinungen (und umgekehrt) statistisch erfassen (z.B. Pflanz).
4. Man kann ausgedehnte biographische Untersuchungen bei einzelnen Patienten vornehmen und Schlußfolgerungen aus dem zeitlichen Zusammentreffen von Symptomauftreten und Schicksalsereignis ziehen (z.B. v. Weizsäkker).
5. Man kann klinische, psychiatrische und andere Erfahrungen sammeln über das gleichzeitige Vorkommen von seelischen Störungen bei bestimmten körperlichen Krankheitsvorgängen (z.B. Bergmann, Glatzl, Kretschmer).
6. Man kann psychologische Untersuchungsverfahren, besonders Tests, bei bestimmten Krankheitsgruppen auswerten.

B. Direkte Verfahren

1. Direktbeobachtungen am Verhalten kleiner Kinder (z.B. Spitz, Piaget), wobei u.a. beobachtet wird: Primitives Reflexgeschehen, Kontaktaufnahme bei der Nahrungszufuhr und deren Störungen, Beeinflussung der Darmtätigkeit durch Affekte oder erste Schamreaktionen.
2. Direkte experimentelle Untersuchungen physiologischer Vorgänge bei absichtlich gesetzten, genau überprüfbaren seelischen Reizen (z.B. Schreckreaktionen im EEG oder EKG, die berühmten Untersuchungen an einem Patienten mit einer offenen Magenfistel von Wolf und Wolff oder zahlreiche Untersuchungen unter Hypnose. z.B. Heyer).
3. Unmittelbare Beobachtungen seelischer Reaktionen aufgrund umschriebener körperlicher Reize (z.B. Wirkungen von Medikamenten oder von chirurgischen Eingriffen am Gehirn oder an den endokrinen Drüsen).
4. Die Beobachtung von unmittelbarem Auftreten körperlicher Veränderungen in einer psychotherapeutischen Sitzung unter Mitbeobachtung der emotionellen Vorgänge.
5. Das Stadium der Veränderungen beim Autogenen Training.
6. Selbstbeobachtungen.

(Eicke, 1973, S. 11f)

Einige Ansätze der psychosomatischen Medizin

Im Rahmen der psychoanalytisch orientierten Psychosomatik existieren heute die verschiedensten Theorien, auf einige sei hier kurz eingegangen.

Der Wiener Arzt und Psychoanalytiker Franz Alexander hat in den USA ein psychosomatisches Forschungszentrum eingerichtet. Er versuchte, die seelischen Vorbedingungen spezifischer Organstörungen zu ermitteln, wobei er annimmt, daß jeder Krankheit eine besonders strukturierte Konfliktlage zugrunde liegt. Alexander ist der Begründer des sogenannten Spezifitätsprinzips, und er geht davon aus, daß man beim Anhören einer psychologischen Anamnese bereits erkennen kann, welche somatische Erkrankung der Patient hat. So findet er bei einem Patienten mit Magengeschwür (Ulcus) eine unbewußte Abhängigkeitshaltung, die dieser vor sich selbst unterdrückt und durch übermäßige Aktivität verbirgt. Nahrung und Liebesbeweis haben in der Frühkindlichkeit engen Zusammenhang, so daß die Ulcuspersönlichkeit als Erwachsener noch ihre Liebesbedürftigkeit auch darin behindert, daß sie ständig in Ernährungsbereitschaft lebt, d.h. dauernd Magensäure absondert, die dann Magenwand oder Zwölffingerdarm angreift.

Victor von Weizsäcker bemühte sich, auch durch die Gründung der Heidelberger Schule psychoanalytische Erkenntnisse und Grundsätze in die organische Medizin einzuführen. Dabei war sein Ziel eine wissenschaftstheoretische Neubestimmung der gesamten Medizin, speziell die Einführung einer *medizinischen Anthropologie*. Ihm ging es nicht um die Integration isolierter psychoanalytischer Erkenntnisse in die traditionelle Krankheitslehre, sondern darum, auf der Basis der Psychoanalyse auch das organische Krankheitsgeschehen als einen gestörten Sinn- und Bedeutungszusammenhang verstehen zu lernen. Er entwickelt seine Lehre vom *Gestaltkreis*, in der er ausführt, daß der Organismus bereits auf der Ebene des biologischen und physiologischen Geschehens Subcharakter hat und daß daher auch physiologische Vorgänge den Gesetzmäßigkeiten folgen, die für die interpersonellen Beziehungen gelten.

Schur sieht das ICH als ein Anpassungsorgan, das mit neutralisierter Triebenergie arbeitet, wobei der Vorgang der Neutralisierung verbunden ist mit einer fortschreitenden Desomatisierung des Verhaltens. So finden z.B. die frühkindlichen Angstreaktionen ihren Ausdruck in undifferenzierten und unkoordinierten körperlichen Vorgängen und Bewegungen, die diffus bleiben und zumeist mehr oder weniger den ganzen Körper betreffen. Mit fortschreitender Reifung (biologisch: Reifung des Zentralnervensystems, psychisch: Aufbau des *seelischen Apparates*) werde das primärprogresshaft bestimmte Verhalten der frühen Entwicklungsstufe ersetzt durch ein sekundärprogresshaftes Verhalten. Dieses aber sei wesentlich gekennzeichnet durch eine wachsende *Desomatisierung* der Reaktionen. Schur entwickelt folgende Hypothese: Desomatisiertes Verhalten ist das Ergebnis einer durch Neutralisierung von Triebenergie ermöglichte Vorherrschaft des Sekundärprozesses. Wenn das ICH mit neutralisierter Triebenergie arbeitet und die Angst also sekundärprozesshaft verarbeitet wird, gibt es keine körperlichen Manifestationen der Erregungsabfuhr. Seine Aktionen sind dann desomatisiert. Eine Resomatisierung der Reaktionsweisen sei als Zeichen einer ICH-Regression zu verstehen, in deren Verlauf an die Stelle des Sekundärprozesses der Primärprozeß trete, wobei auch die neutralisierte Triebenergie durch nichtneutralisierte oder regressiv entneutralisierte Triebenergie ersetzt werden. Das psychosomatische Symptom entsteht nach Schur immer dann, wenn es bei starker Belastung des psychodynamischen Gleichgewichts zu einem plötzlichen Durchbrechen unbewußten Materials in Form präödipaler oder ödipaler Triebwünsche und zu einem Einbruch in die ICH-Abwehr-Formation kommt. Die Folge sei eine weitgehende Regression auf Vorläufer des Denkens, der Affekte, auf frühe Stadien des Trieblebens und der Abwehrvorgänge, die ausschließlich auf somatischer Ebene zum Ausdruck kommen.

Alexander Mitscherlich entwickelt ein Modell der zweiphasigen Verdrängung: Ein ES-Impuls wird durch die *klassisch-neurotischen* Abwehrmechanismen unterdrückt. Wenn aber durch innere oder äußere Bedrohung die Abwehrformation nicht ausreicht, erfolgt eine *Nachverdrängung* ins Soma. *Psychosomatische Krankheiten chronischer Art entwickeln sich nach unserer Hypothese immer dann, wenn die Abwehrversuche mit den dem Individuum vertrauten psychischen Mitteln nicht mehr ausreichen.* (Mitscherlich, 1969, S. 48).

Ein Vertreter der französischen Schule, P. Marty, stützt sich auf die Hypothese, psychosomatische Reaktionen gingen auf unbekannte traumatische Ereignisse zurück, die zur Fixierung des Subjekts an eine pränatale, hirnorale Austauschbeziehung zur Umwelt geführt hätten. Auf diese Fixierung neige der Patient zu regredieren. Der Psychosomatiker ist nach Marty besonders durch seine Form der Objektbeziehungen charakterisiert: Das Objekt wird unmittelbar, umfassend und brutal beschlagnahmt. Es erfolge eine Identifizierung, bei der die Grenzen zwischen Subjekt und Objekt aufgehoben seien, eine unterschiedslose Verschmelzung fände statt. Die *Aneignung des Objekts*, die nächste Stufe der Objektbeziehung, dauere etwas länger und sei gekennzeichnet von einer progressiven, wechselseitigen Durchdringung, wobei Schwierigkeiten und effektive Distanzen zwischen den beiden Partnern in zunehmendem Maße aufgehoben würden.

Der Berliner Psychoanalytiker Günter Ammon weist auf einen anderen Aspekt hin. Er stellt dar, daß bei erwachsenen Psychosomatikern eine kalte Atmosphäre des Elternhauses vorherrschend ist, in der Körperkontakt und Liebesbezeugungen äußerst selten waren. Nur wenn das Kind krank war, erlebte es Geborgenheit, dann kümmerte sich die Mutter um es, war Zärtlichkeit erlaubt. Ammon geht davon aus, daß die Mutter, da sie selbst keine eigene Identität gefunden und entwickelt hat, unter dem Druck einer Ideal-Ich-Vorstellung von der perfekten Mutter und dem perfekten Kind steht. Sie erlebt das Neugeborene, da es hilflos und unvollkommen ist in seiner körperlichen Erscheinung, als narzißtische Kränkung. *Die Mutter erlebt das Kind primär als defekt und ungenügend, und seine körperlichen Bedürfnisse werden von ihr als immer neue Kränkung erfahren.* (Ammon, 1974, S. 99). Der Forderung nach einem perfekten Baby kann das Kind nicht nachkommen, auf seinen Protest gegen die versuchte Vergewaltigung reagiert die Mutter mit Feindseligkeit und Unverständnis. Erst die körperliche Erkrankung erlaubt es der Mutter, ihr unbewußtes Selbstbild von einer *guten* Mutter zu bestätigen und das Kind mit wirklicher Aufmerksamkeit und Zuwendung zu belohnen. Nach Ammon reagiert die Mutter auf die Krankheit mit widersprechenden aber meist gleichzeitigen Reaktionen:

1. Mein Kind ist krank. Jetzt werde ich ihm all meine Liebe geben und durch meine Fürsorge beweisen, daß ich trotz der Hilflosigkeit und Unvollkommenheit des Kindes eine gute

Mutter bin (unbewußt: weil mein Kind krank ist, kann ich es frei von Schuldgefühlen lieben).
2. Mein Kind ist krank. Daß es häßlich und unvollkommen ist, kann mir nicht zum Vorwurf gemacht werden (unbewußt: wenn ich mein Kind nicht lieben kann, dann liegt es daran, daß es nicht so ist, wie es sein sollte). (Ammon, 1974, S. 100). Diese doppelte und widersprüchliche Botschaft, die ähnlich der *double-bind-Kommunikation* in schizophrenogenen Familien ist (vgl. Bahnson, 1969), bewirkt ein symbiotisches Verhältnis des Kindes mit der Mutter, die das Kind zwingt, *nein* zu sich selbst zu sagen und der Mutter als Symptomträger für ihren Identitätskonflikt zu dienen.

Es ließen sich noch viele andere psychoanalytische Theorien über psychosomatische Krankheiten anführen, aber schon bei dieser Auswahl ist deutlich geworden, daß sie alle von einer Grundüberlegung ausgehen: Die Ursache für psychosomatische Erkrankungen ist eine präödipale Störung, d.h. eine Schädigung in der narzißtischen Phase. Psychosomatische Erkrankungen entstehen, wenn bei einem aktuellen Konflikt eine Regression auf präödipale Verarbeitungszustände bzw. eine Reaktivierung präödipaler Konflikte erfolgt. Körperliche Symptome zeigen sich jedoch meist erst nach Belästigungen, welche die vorhandene Problematik aktualisieren, z.B. Streß oder traumatische Erlebnisse.

NARZISSMUS

Freud unterschied zwei Formen des Narzißmus, den primären und den sekundären. Der Unterschied ist in der Beziehung des ICH zur Umwelt, besser zu den Objekten zu sehen. Herrscht in der ödipalen Struktur die klassische Dreierkonstellation, so sind in der narzißtischen Entwicklung nur zwei Personen, beim primären Narzißmus nur die symbiotische Mutter-Kind-Einheit – ohne Aufspaltung in Kind-Subjekt und Mutter-Objekt – wichtig. Freud nahm für den Primärnarzißmus die erste Zeit nach der Geburt an, in der das Kind sich selbst besetze, er zog Parallelen zum Schlaf, dort regrediere der Erwachsene auf die Phase des primären Narzißmus, in der die Außenwelt unwichtig ist, nur das, was in der Person vorgeht, hat Bedeutung. Bei dem Sekundärnarzißmus wird das Objekt zur narzißtischen Bestätigung des Selbst gebraucht, zur Bedürfnisbefriedigung, um überhaupt ein Gefühl von Selbst und Objekt zu bekommen. Im Laufe der Entwicklung der psychoanalytischen Theorie wurde die Zeit, in der ein primärer Narzißmus durchlebt wird, zurückdatiert zum Fötus. *Während Freud noch vom primären Narzißmus des Kindes sprach, schreibt die moderne Theorie den primären Narzißmus dem Fötus zu.* (Balint, 1970, S. 79).

Freud hatte die Begriffe *ICH* und *Selbst* synonym verwandt, später erst differenzierte man. Das ICH gehört mit dem ES und dem ÜBERICH, wie Kohut (1973) es formuliert, zu den psychischen Instanzen, die zusammen die psychische Struktur bilden. Das Selbst jedoch ist nicht den Bausteinen, den Instanzen, zuzuschreiben, es stellt eine in allen drei Instanzen wurzelnde zentrale Repräsentanz des Individuums dar. Das Selbst ist aus jenen Teilen des ICH, ES und ÜBERICH zusammengesetzt, die wie ein Kompaß dem Individuum eine Richtung geben. Es ist die Instanz, die dem Individuum den Eindruck eines Ganzen, eines Zusammengehörigen vermittelt. Im Sinne Kohuts ist das Selbst der Sitz des Narzißmus, der *Eigenliebe*, wobei er als eine Voraussetzung des Gesundseins einen gesunden Narzißmus annimmt. Ein pathologischer Narzißmus, ein übermäßiges Ausgerichtetsein auf das Selbst, entwickelt sich, folgt man dieser Theorie, aus der physiologischen Eigenliebe heraus, dann nämlich, wenn das Selbst infolge ungenügender Erfahrung elterlicher Zuwendung rudimentär bleibt und deshalb eine kompensatorische

Überzuwendung zu diesem schwachen Selbst notwendig macht.

Kohut spricht von einem Körper-Selbst, das dem körperlichen Selbstgefühl entspricht. Außerdem enthält das Selbst Anteile, die einer psychischen Selbst-Repräsentierung entsprechen. Dieses Körper-Selbst entsteht schon in den ersten Lebensjahren, also zum Teil bereits in einer Zeit, für welche die volle Ausdifferenzierung der drei psychischen Instanzen noch nicht vorgenommen werden kann. Beim schwachen Selbst ist es, wie schon ausgeführt, möglich, daß kompensatorische Entwicklungen eintreten, z.B. im Sinne einer vermehrten Zuwendung zum eigenen geschädigten Selbst.

Edith Jacobson (1964) geht davon aus, daß das Selbst eine differenzierte und organische Ganzheit ist, welche getrennt und unterschieden ist von der Umgebung, eine Ganzheit, die Kontinuität und Richtung hat, sowie die Fähigkeit, inmitten von Wandlungen gleich zu bleiben. Ist diese besondere Entität bewußt, so findet dieses Bewußtsein einen emotionalen Ausdruck in der Erfahrung einer persönlichen Identität, eines Selbstgefühls.

Die Entstehung des Körper-Selbst

Das Kind erlebt sich in den ersten Wochen als Teil der Umwelt, insbesondere der Mutter, es kann nicht unterscheiden zwischen Innen und Außen, zwischen Selbst und Nicht-Selbst. Die Mutter wird als Teil des eigenen Körpers erlebt, der Körper selbst hat keine klaren Grenzen, auch ist das Kind nicht in der Lage, seine Funktionen anders als in allgemeiner und unspezifischer Form wahrzunehmen. Mutter und Kind leben in einem psychosomatischen Zusammenhang, sie bilden eine dyadische Symbiose. Aufgabe dieser Dyade ist es, neben der funktionalen Lebenserhaltung des Kindes durch Ernährung und Pflege eine postnatale Atmosphäre herzustellen, indem das Kind im Schutz der mütterlichen Fürsorge durch den engen emotionalen und körperlichen Kontakt mit der Mutter die Möglichkeit hat, allmählich seine Bedürfnisse und seine Körperfunktionen wahrzunehmen und erleben zu können, um so ein Gefühl und ein Bewußtsein des eigenen Körpers zu bekommen.

Das Lächeln, mit dem ein Kind etwa mit drei Monaten auf ein menschliches Gesicht reagiert, bezeichnet Spitz als *bewußte, reziproke Kommunikation* (Spitz, 1974). Er ist der Meinung, daß sich ein rudimentäres ICH gebildet hat, ein Körper-ICH, eine zentrale Steuerungsorganisation, die aus dem Chaos der Umweltreize erstmals eine Reizgestalt herausstrukturiert, auf sie reagiert (Lächeln) und damit eine Unterscheidung zwischen Innen und Außen konstituiert wie voraussetzt.

Dieser Aufbau der ICH-Grenze und die damit ermöglichte Unterscheidung von ICH und Nicht-ICH im Sinne einer Abgrenzung und aktiven Erweiterung der eigenen Identität wird nach Ammon (1974) einmal durch die primär angelegten ICH-Funktionen des Kindes ermöglicht, wobei er der konstruktiven Aggression und Kreativität besondere Bedeutung zuschreibt, andererseits ist das Kind zum Aufbau seiner ICH-Grenze jedoch auf die kontinuierliche Unterstützung durch seine erste Umwelt, die Primärgruppe, insbesondere durch die Mutter angewiesen.

Das Kind hat zwei Wege, den eigenen Körper kennenzulernen. Der eine Weg führt über die Liebe der Mutter oder einer Ersatzperson zum Körper des Kindes. Durch diese Bestätigung der eigenen Korperlichkeit kann das Kind seinen Körper positiv wahrnehmen. *Das Kind introjiziert die libidinöse Besetzung seines Körpers durch die Mutter.* (Eicke, 1973, S. 23)

Der andere Weg des Kennenlernens führt über Anfassen und Anschauen des Körpers durch das Kind selbst. Genauso wie Gegenstände wahrgenommen werden und ihre Existenz durch Betasten, Lutschen u.ä. bewußt festgestellt wird, erkennt das Kind seinen Körper.

Erikson (1976, S. 40) beschreibt eine gelungene Narzißmusphase wie folgt: *Denn wenn ein Rest des kindlichen Narzißmus überleben soll, muß die Umgebung, vor allem aber die Mutter, diesen Narzißmus mit ihrer Liebe aufgebaut und gespeist haben ...*

Folgen einer gestörten narzißtischen Entwicklung

Eine psychisch gesunde Persönlichkeit hat sich ein gewisses Maß an narzißtischer Eigenliebe bewahrt, die es ihr möglich macht, realitätsgerecht mit der Umwelt zu kommunizieren. Ein solches Individuum ist in der Lage, sich über die eigene Leistung zu freuen, kann es aber auch ertragen, zu versagen.

Es muß nicht immer der Beste, Schnellste, Größte sein, um vor sich selbst bestehen zu können. Es ist in der Lage, sein Können realistisch einzuschätzen, seine Ziele daran auszurichten. Battegay sagt dazu in Anlehnung an Kohut: *Die Erste wäre jene reife Form positiver Selbstidentität, jener Selbstfindung und -achtung und jenes Selbstvertrauens, das es dem Individuum ermöglicht, in selbstverständlicher Weise seine Existenz zu leben.* (Battegay, 1977, S. 98)

Störungen in dieser frühen, präödipalen Phase haben viele Folgen, einige will ich kurz andeuten. Der Verlust der Liebe in dieser Zeit kann für die Entwicklung des Kindes nicht mehr reparable Schäden haben, bis hin zu einer das ganze Leben begleitenden Depression. *Der plötzliche Verlust der gewohnten Mutterliebe ohne geeigneten Ersatz kann zu einer akuten kindlichen Depression oder zu einem zwar milderen aber chronischen Trauergefühl führen, das vielleicht dem ganzen späteren Leben einen depressiven Unterton verleiht.* (Erikson, 1976, S. 68)

So unabhängig Narzißten wirken, so dringend benötigen sie die Umwelt, um narzißtisch bestätigt zu werden, sie sind leicht kränkbar und sehr verletzt, wenn die Umgebung nicht wie erwartet reagiert. Der narzißtisch Gestörte zieht sich auf sein *grandioses Selbst* zurück, da es ihm an Selbstachtung mangelt. Die Zuwendung durch andere muß immer wieder erfahren werden. Der Wunsch nach Bestätigung von außen ist unersättlich, alles wird nur getan, um jene Selbstbestätigung, die er sich wegen seiner narzißtischen Störung nicht selbst geben kann, von außen zu erhalten. Er kann nie in der Form bestätigt werden, wie er es erwartet, so bleibt sein Ansinnen stets vergeblich. Eine starke orale Abhängigkeit mit ihren Begleitumständen wie Alkoholismus oder Rauschgiftsucht wird häufig bei Personen mit einer solchen Persönlichkeitsstruktur beobachtet. Bei besonders starker Störung der Selbstidentität kann es zu einer Regression auf ein fragmentiertes Körper-Selbst kommen, wobei die verschiedenen Körperfunktionen hypochondrisch beobachtet werden. (Unter Hypochondrie wird eine eingebildete Krankheit, ein Krankheitswahn, verstanden.) Sehr viele narzißtisch Gestörte leiden an psychosomatischen Krankheiten. Auch zu psychotischen Episoden kann es kommen, wobei das zuvor fragmentierte Selbst seine Grandiosität in einem Wahn wieder herstellt. Bei narzißtischen Neurosen dauern – im Gegensatz zu Borderline–

Situationen (d.h. Situationen, die an der *Grenzlinie* zwischen Neurose und Psychose stehen) oder Schizophrenien – diese Zustände nicht lange. *Bei den narzistischen Persönlichkeitsstörungen bezieht sich indes die Angst des ICHs in erster Linie auf das Innewerden der Verwundbarkeit des Selbst ..., ist die Hauptquelle des Leidens des narzißtisch Gestörten in der Unfähigkeit des Betroffenen begründet, die Selbstachtung zu regulieren und sie auf einem realitätsgerechten Niveau zu halten. Größenvorstellungen auf der einen Seite, Selbstunsicherheit, Hypochondrie, Depersonalisationsphänomene, extreme Abhängigkeit von anderen und entsprechendes Fusionsbedürfnis auf der anderen Seite stellen den Schwankungsbereich des Selbstgefühls bei narzißtisch Gestörten dar.* (Battegay, 1977, S. 114)

DER PSYCHOSOMATISCHE ANSATZ BEIM KREBSPROBLEM IST NOTWENDIG

In unseren Zivilisationsbreiten sind bösartige Tumoren die zweithäufigste Todesart bei allen Altersgruppen. Für Frauen im Alter zwischen 25 und 48 Jahren ist Krebs in den USA die erste Todesursache. Nach Dunbar kommen etwa in der Hälfte aller amerikanischen Haushalte Krebsfälle vor. In der Bundesrepublik Deutschland, wie auch in den meisten anderen europäischen Ländern, stirbt jeder fünfte Mensch an Krebs. Eine schon etwas ältere Studie sagt aus, daß, solange es keine effektiven präventiven Methoden gibt, ein Viertel der nordamerikanischen Bevölkerung an Krebs erkranken wird. An dieser Situation hat sich bis heute nichts geändert.

Es gibt mehrere medizinische Begründungen, die das augenfällige Ansteigen der Zahl an Krebserkrankungen zu erklären versuchen: mit den massiveren Einwirkungen von Carcinogenen (krebserregenden Stoffen), besseren diagnostischen Methoden, mehr lebenserhaltenden Medikamenten, einer effektiven Hygiene und damit verbundenen Kontrolle von Epidemien. Es ist sicher, die Lebenserwartung ist allgemein gestiegen und eine Anzahl von Personen, die früher an *harmlosen* Krankheiten verstorben wären, erreichen heute das *Krebsalter*. Eine solche Interpretation ist zu einseitig, sie klammert wichtige Bereiche des Lebens und der menschlichen Gesellschaft aus. Während psychosoziale Faktoren in der Pathogenese anderer *somatischer* Erkrankungen zunehmend diskutiert und von einer breiten Masse von Forschern angenommen werden, gilt der Krebs bei den meisten Wissenschaftlern als typische organische Krankheit. Das Argument, daß bei Tieren und Pflanzen krebsähnliche Zellveränderungen ebenfalls vorkommen und daher die menschliche Psyche keinen Einfluß auf die Carcinombildung haben können, ist häufig zu hören (siehe Tierversuche). Dadurch wird das Krebsgeschehen in monokausaler Weise betrachtet: die Suche nach einer Entstehungsursache. Es herrscht ein rein histologisches Krebskonzept vor, die Suche nach Carcinogenen und möglichen Krebsviren dominiert in der Forschung, der Organismus, der die Geschwulste hervorgebracht hat, interessiert nicht. Dieses rigide Denken muß man wohl als der gegenwärtigen Medizin allgemein zugrundeliegend ansehen: Bei der Krankheit ist ausschließlich das erkrankte Körperteil bzw. Organ wichtig. Dadurch erscheint die menschliche körperliche Krankheit als ein entfremdeter anonymer biologischer Prozeß, die Gesamtheit des Kranken ist verlorengegangen oder verdrängt.

Die psychosomatische Medizin bemüht sich, die Brücke zu schlagen und eine Krankheit des Organismus als eine mögliche Äußerungsform eines (erkrankten) Individuums zu sehen. Im Rahmen der Onkologie bedeutet das, ob und inwieweit begünstigt oder bedingt psychosozialer Streß die Entwicklung und den Verlauf bösartiger Tumoren, wobei in dieser Arbeit der Verlauf von Carcinomerkrankungen höchstens am Rande erwähnt wird, das Hauptaugenmerk liegt bei der Krebsentstehung. Betrachtet man die Krebstheorien aus historischer Sicht, so erscheinen die jüngsten, an einem psychosomatischen Ansatz orientierten Fragestellungen und Forschungsergebnisse gar nicht so neu. Seit über 2000 Jahren *wissen* Ärzte von der Beteiligung der Psyche an dem Prozeß der bösartigen Neubildung von Geschwülsten, sie scheinen es in ihrem Enthusiasmus über die nur technisch mögliche Erforschung der Zelle und der intrazellulären Vorgänge vergessen zu haben. In den letzten Jahren haben einige Wissenschaftler, auch im Rahmen der Onkologie, sich wieder mehr an einer ganzheitlichen Medizin orientiert.

Die Rolle der psychischen Faktoren in der Krebskrankheit – ein historischer Überblick (nach Baltrusch, 1963)

Krebs in seinen Grunderscheinungen wird schon in dem ältesten bekannten medizinischen Werk *Ramajana* (Indien, ca. 2000 v. Chr.) und im ägyptischen *Papyrus Ebers* (ca. 1500 v. Chr.) erwähnt.

Hippokrates (460-375 v. Chr.) gab der Krankheit ihren Namen: *Carcinoma.* Er nahm an, daß besonders Personen mit melancholischem Temperament daran leiden. Galen (131 -203) ist der gleichen Ansicht. Diese Meinung hält sich weiterhin, Alexander v. Tralles (525-605) und Paulus v. Aegina (625-690) vertreten sie. Der arabische Arzt Avicenna (980-1037) beschreibt die Entstehung des Krebses: *Cancer est apostema melancholicum, de melancholia adusta a materia cholerica.* (Krebs hat einen melancholischen Ursprung, von der Melancholie entzündet, aus der *materia cholerica* – aus der galligen schwarzen Materie.)

Rogerio von Parma (12. Jahrhundert) nimmt als Entstehungsursache der Geschwulstkrankheit innere und äußere Faktoren an, hauptsächlich entstehe der Krebs *inlocis nervosis* (also an dem Ort, wo die Nerven sind). Bruno da Langenburgo (13. Jahrhundert) sieht als Ursache des Krebses das in den Venen befindliche melancholische Blut an, das deshalb auch bei der Operation tüchtig ausgedrückt werden müsse.

Zu einem ähnlichen Standpunkt kommt Lanfranchi (1250-1320), der Begründer der Chirurgie in Frankreich. Auch Giovanni da Vigo (1460-1517) betont, daß Krebs aus der Melancholie entstünde. Ambroise Pare (1520-1590) vertritt die Auffassung, daß seelische Traumen, Belastungen und Sorgen Einfluß auf Entstehung und Verlauf der Krebskrankheit haben.

Gerionimo Mercuriali (1530-1606), Ryff (um 1545), Rodericus a Castro (1546-1647), van Helmout (1577-1644) und F. Hoffmann (1660-1742) geben Depressionszustände und Melancholie als krankmachende Faktoren an. Astruc (1684-1766) und Peyzilke (1735-1804) machen ähnliche Beobachtungen. Auch Alexander Moro (1697-1767) war der Meinung, daß es einen Zusammenhang von *Nerven* und der Geschwulstbildung gebe.

Gendron, Universität Montpellier, veröffentlicht 1701 ein Buch, in dem er sagt, daß sich bösartige Geschwülste aus den Veränderungen der körperlichen Abläufe, die durch Furcht oder heftige Trauer entstehen, bilden.

1759 äußert der Chirurg Richard Guy seine Gedanken zum Mammacarcinom. U. a. sagt er, daß bei einer trägen, schwerfälligen, phlegmatischen melancholischen Konstitution häufiger Krebs entstehe, ebenso bei Frauen mit einer stillen, melancholischen seelischen Disposition, die im Leben Katastrophen ausgesetzt waren, die ihnen viel Kummer und Sorgen verursacht hätten. Astley Cooper (1774-1816), Lahmec (1781-1826) und Bayle (1774-1816) vertreten gleiche Ansichten. 1783 schreibt Burrow in einer Monographie über Krebs, daß dieser *durch die unruhigen Leidenschaften der Seele, die das Blut verdicken und die Blutzirkulation schwächen* verursacht würde. 1802 wird die *Society for Prevention and Cure of Cancer* gegründet. Die darin vertretenen Ärzte veröffentlichen eine Liste mit elf Fragen. Eine davon lautet: *Gibt es eine prädisponierende Stimmungslage?*
Amussat schreibt 1845: *Mir scheint, daß der Einfluß von*

Trauer, generell gesehen, die häufigste Krebsursache ist.

Auch russische Ärzte sind ähnlicher Ansicht. Zakharin stellt fest: *Bei alten Menschen erscheinen im Gefolge der Trauer zwei Krankheiten, Krebs und Diabetes.*

Der Amerikaner Willard Parker diskutiert 1875 in einem Buch folgende Problemstellung: *Kann Angst eine prädisponierende Ursache sein? Ist es möglich, daß eine lange Zeit der Trauer, Sorge und Unruhe die Balance zwischen den nervösen und zellulären Elementen stören kann, um hieraus eine abnorme canceröse Entwicklung zu schaffen? Es ist mehr als wahrscheinlich, aber kann es je bewiesen werden? Vielleicht nicht, doch sollen wir deshalb diese Wahrscheinlichkeit zurückweisen? Tun wir recht, jede Hypothese abzulehnen, die nicht auf eine beweisbare Grundlage gestellt werden kann? Es bestehen die stärksten physiologischen Gründe für die Annahme, daß psychische Depressionen, insbesondere Trauer, eine Prädisposition für eine solche Krankheit wie den Krebs schaffen oder die auslösende Ursache für diesen u.U., in welchen diese Prädisposition bereits früher geschaffen worden ist, abgeben.*

1887 bedauert Ephraim Cutter, daß bei Krebskrankheiten die psychische Depression allzuoft übersehen wird. In dem selben Jahr wendet C.H. Hughes den Begriff *neurotisch* auch bei Geschwulstleiden an. In verschiedenen Veröffentlichungen untersucht er *the neurotic origin of cancer* bei prominenten Persönlichkeiten wie z.B. Napoleon, General Grant usw.

Im Jahr 1893 führt Herbert Snow die erste statistische Untersuchung über das Vorkommen bestimmter emotionaler Streßfaktoren bei Carcinompatienten durch. Bei 156 von 250 unausgewählten Kranken des London Cancer Hospital fand er seelische Belastungen durch den Tod eines nahestehenden Angehörigen, bei weiteren 32 übermäßige Arbeitsbelastungen und berufliche Schwierigkeiten. Nur 19 Patienten wiesen keine psychischen Konflikte auf.

1894 erwägt Ebstein die Möglichkeit einer traumatischen Verursachung der Leukämie, dabei nennt er auch den *psychischen Schock.*

Mit der Erkenntnis der zellulären Natur des Prozesses der bösartigen Neubildungen von Geweben, der Entwicklung der experimentellen Onkologie und der Entdeckung carcinogener Schadstoffe stehen seit Beginn dieses Jahrhunderts naturwissenschaftliche Krebstheorien im Vordergrund. Die alten, noch ganzheitlich orientierten Krebskonzepte werden als nicht länger relevant verworfen und abgelöst von einer rein biologischen Betrachtungsweise, die sich vorwiegend an der Zelle, dem Ort der Geschwulstbildung, orientiert.

Wenn es auch in den letzten 60 bis 70 Jahren nicht an Wissenschaftlern (Willy Meyer, Radiotherapeut, Suchantke, James Erving, Forgue, Kretz, Schul von Treeck, August Mayer u.a.) gefehlt hat, die das histologische Krebskonzept als zu eng kritisiert haben und betonten, daß auch das Carcinom – wie jede andere Krankheit – einen Partner hat, den lebenden Organismus mit seinen geistigen, sozialen und psychischen Gegebenheiten, so fällt doch auf, daß gerade in jüngster Vergangenheit Untersuchungen bekannt werden, die sich nicht ausschließlich mit dem carcinombefallenen Körperteil beschäftigen, sondern sich dem kranken Menschen als Ganzes widmen.

Psychosomatische Aspekte bei Tierversuchen

Im Rahmen der experimentellen Onkologie versucht man, auch in psychosomatischer Hinsicht, durch Tierversuche klinische Untersuchungen zu untermauern.

Andervont hielt seine Versuchstiere zunächst in Gruppenkäfigen, später setzte er sie in Einzelkäfige. Dabei zeigte sich, daß bei jungfräulichen und tragenden Tieren während der Isolation eine statistisch signifikant höhere Tumorfrequenz auftrat, außerdem manifestierten sich die Tumoren zu einem früheren Zeitpunkt. Mühlboch erweiterte das Experiment, indem er zwei Versuchsgruppen bildete, wovon eine in den Einzelkäfigen Treträder bekam. Die Mäuse, die Tretmühlen hatten, bekamen zu 43 % Mammatumore, während die Frequenz bei der anderen Gruppe 67 % betrug. In einem anderen Experiment wurden die Tiere in Zinkkäfigen gehalten, hier bekamen 29 % einen Mammakrebs, die Prozentzahl stieg aber auf 56 %, wenn derselbe Käfig in 10 Abteilungen für je 5 Mäuse unterteilt wurde, hielt man die Tiere in Einzelkäfigen, so betrug die Frequenz 83 %.

Hieraus schloß Mühlbock, daß die Art der Unterbringung der Tiere und das Ausmaß der ihnen zugestandenen Aktivität die Frequenz der Tumoren beeinflussen.

Waller, Waller und Strebel studierten den Einfluß von

experimentellem Streß auf die Entwicklung bösartiger Tumore. Forciertes Schwimmen, Kältestimulation, auditive Stimulation wurden als Stressoren verwandt. Es zeigte sich, daß im allgemeinen das Tumorwachstum hierdurch beschleunigt wurde. Die Autoren heben jedoch hervor, daß die Beziehungen zwischen Streß und Geschwulstwachstum verwickelter sind, als allgemein angenommen wird, und daß die Wachstumsförderung durch Streß abhängig ist vom Tierstamm, von der Art des induzierten Tumormaterials, dem Lebensalter des Tieres zur Zeit der Stressung und der zeitlichen Beziehung zwischen Streß und Tumorinduktion.

M.K. Petrova berichtet von experimentell neurotisierten Hunden, bei denen sich im Laufe der Zeit verschiedene Hautaffektionen, Furunkulose und chronische Magengeschwüre entwickelten. Wurden diese Hunde nur über mehrere Jahre chronischem Streß ausgesetzt, entwickelten sie im Gefolge der gewebsernährenden Störungen auch verschiedene bösartige und gutartige Tumoren. Andere Experimente an Hunden, deren Nervensystem konstant traumatisiert wurde, führten nach 1,5 bis 2 Jahren bei Anwendung von Teer zu krebsartigen Hautveränderungen. Es traten Warzengeschwülste auf, die schnell wuchsen und sich auf die unbehandelten Hautstellen ausdehnten. Bei den psychisch nicht gestreßten, aber teerbehandelten Kontrollhunden traten ebenfalls anfangs Papillome auf, die sich aber schnell zurückbildeten.

Nugmanov benutzte in seinen Versuchen *normale Stimulatoren.* Weibliche Mäuse wurden längere Zeit neben männlichen Tieren gehalten. Durch die Versuchsanordnung wurde ihnen die Kopulation unmöglich gemacht. Die auf diese Weise *sexuell frustrierten* und in Spannung gehaltenen Weibchen entwickelten induzierte Tumoren früher und schneller als ihre normalen Kontrollen.

1926 legte Evans die erste systematische Arbeit über 100 Krebspatienten, die sie ausführlich biographisch interviewte und mit Jungschen therapeutischen Methoden untersuchte, vor. Sie stellte fest, daß sich der Krebs häufig entwickelt in der Situation des Verlustes von nahestehenden Beziehungsobjekten, bei Menschen, die nicht in der Lage sind, ihre psychischen Energien effektiv zu externalisieren. Als Folge einer damit verbundenen Entsagungshaltung wird die psychische Energie nach innen gerichtet, der bösartige Prozeß entwickelt sich als eine Art primitiver erotischer Entäußerung. Das Grundwesen des Krebses wird als ein *Auf sich selbst zurückgeworfen-Sein* gesehen. (Vgl. Baltrusch, 1975, S. 177f) Evans folgten viele Wissenschaftler aus Ost und West. Die alte Vorstellung, Krebs entwickle sich infolge von *negativen Emotionen* (Wut, Trauer, Depression, Angst, Sorge) wurde dabei bestätigt und differenziert.

Im weiteren Verlauf der Arbeit werde ich einige wichtige Untersuchungen und ihre Ergebnisse vorstellen. Es handelt sich durchweg um Arbeiten, die in den letzten 15 Jahren erschienen; Wilhelm Reichs Krebsforschungen bilden dabei eine Ausnahme, er führte seine Untersuchungen zwischen 1935 und 1954 durch.

1. Wilhelm Reichs Krebstheorie

Wilhelm Reich ist der erste Wissenschaftler, der eine eigene allumfassende Krebstheorie aufstellte. Er vertrat die Ansicht, daß bei der Entstehung von Krebsgeschwülsten biologische und psychologische Komponenten zusammenwirken, deren gemeinsamer Ursprung in der gestörten Sexualität zu finden ist. Mit dieser Definition gehört Krebs zu den *Biopathien* (wörtlich: Lebensleiden). Nach Reich liegt einer Biopathie eine bioenergetische Störung des plasmatischen Systems zugrunde, die natürliche Pulsation des lebenden Organismus funktioniert nicht mehr. Unter natürlicher Pulsation versteht er den Viertakt: Spannung – Ladung – Entladung – Entspannung, der für sämtliche Funktionen des *autonomen Lebensapparates* gelte. *Herz, Darm, Harnblase, Lunge (Atmung) funktionieren in diesem Rhythmus. Aber auch die Zellteilung gehorcht diesem Viertakt. Ebenso die Bewegung von Proto-*

zoen und Metazoen aller Art, ... (Reich, 1976, S. 29). (Protozoen sind einzellige Tiere, Metazoen vielzellige Tiere.) Im Orgasmus findet sich der Ablauf zwischen Spannung und Entspannung zu verdichteter Form, so daß Reich die Funktion, die der biologischen Pulsation zugrunde liegt, auch *Orgasmus-Formel* nannte. Ist ein Individuum orgastisch impotent, ist also die natürliche Pulsation gestört, so treten als Krankheitsbilder Biopathien auf. Dazu zählt er neben dem Krebs klassische psychosomatische Krankheiten, wie Asthma oder Angina pectoris, auch kardiovaskuläre Störungen, also Störungen, die das Herz und die Gefäße betreffen, Magen- und Zwölffingerdarmgeschwüre, Epilepsie, chronischen Alkoholismus, Neurosen, Psychosen (Schizophrenie) u.a.

Biopsychische und biophysische Krebsentstehung aus der Sicht der Orgonomie

Sexualenergie und biologische Energie sind funktionell identisch. Jede Störung der Sexualenergie führt zu einer sexuellen Stauung im Organismus. Jede psychische Störung hat einen Kern gestauter Sexualenergie. Neurotische Konflikte sind psychischer Natur, sexuelle Erregung liegt im Bereich des Soma. Erfährt die sexuelle Erregung eine Frustration, so wird die sexuelle Entladung im Organismus nur ungenügend sein oder überhaupt nicht stattfinden. Der Orgasmus hat lebenswichtige Funktionen zu erfüllen; ein chronisch unvollkommener oder gänzlich fehlender Orgasmus kann zu schweren funktionellen Störungen ganzer Organsysteme führen, den Biopathien.

Eine dauernd ungenügende Abfuhr der sexuellen Erregung hat ihre Ursache im Aufbau und in der Aufrechterhaltung eines Charakterpanzers: Der psychische Konflikt wirkt sich aus als ein Konflikt zwischen dem libidinösen Bedürfnis einerseits und der Bedrohung durch die Außenwelt andererseits. Hält diese Konfliktsituation chronisch an, so erwirbt sich dieses Individuum eine *starre Haltung.* Es entwickelt sich ein *Charakterpanzer,* der sowohl die Forderungen der Außenwelt abwehrt wie auch die inneren Bedürfnisse, die sich im psychischen Konflikt in Angst- und Unlustgefühle umgewandelt haben. Der Panzer setzt die Empfindlichkeit gegenüber diesen unangenehmen Emotionen herab, er fungiert als Angst- und Unlustabwehr. Dieser Schutzmechanismus geht auf Kosten der inneren Beweglichkeit, der Charakterpanzer verbraucht biologische Energie, die vegetative Strömung wird damit gehemmt.

Jede Hemmung der psychischen Beweglichkeit und der vegetativen Strömung manifestiert sich auch in einem Muskelpanzer. Dies ist daran zu erkennen, daß nicht nur emotional ein Charakterpanzer entwickelt wird, sondern daß die Muskelspannung ebenfalls eine erhöhte Rigidität aufweist. Die Muskulatur wird chronisch kontrahiert, der Charakterpanzer verankert sich in einem Muskelpanzer.

Beide, Charakter- und Muskelpanzer sind funktionell identisch, sie schließen biologische Energien ein und dienen gemeinsam der Abwehr von Emotionen (vgl. Reich, 1972, S. 87ff, S. 106ff).

Chronische Muskelkontraktionen bewirken eine Herabsetzung der biosexuellen Erregung. Spasmen, die Hemmungen bioenergetischer Strömungen voraussetzen, findet man häufig bei der Ringmuskulatur, wie in der Kehle, am Ein- und Ausgang des Magens, am Anus usw. Die Lokalisation eines Krebstumors wird bestimmt durch die biologische Inaktivität in der unmittelbaren Umgebung.

Die biopathische Schrumpfung

Reich bezeichnet die Entwicklung einer Krebsgeschwulst als *biopathischen Schrumpfungsprozeß*. Diese biopathische Schrumpfung im Krebs ist das Resultat einer chronischen Kontraktion des *autonomen Apparates,* einer Sympatikotonie, sie erfaßt die Gewebe der Organe, das Blut- und Drüsensystem bis hin zur Charakterstruktur. Als Beispiel sei hier die Schrumpfung der roten Blutkörperchen im Blut genannt, die bis zur Vielgestaltigkeit der roten Blutkörperchen (Poikolycytose) führen können. Reich entwickelt einen Bluttest, der die Schrumpfung zeigen soll, er benutzt ihn zur Krebsdiagnose, zur Verfolgung des Krankheitsverlaufs – Verbesserung und Verschlechterung. Damit ließe sich Krebs nachweisen, bevor an Organen Tumore bemerkbar sind (vgl. Reich, 1976, S. 214f). Der Test beruht auf der Beobachtung der Zerfallszeiten lebender roter Blutkörperchen in physiologischer Kochsalzlösung. Biologisch kräftige rote Blutkörperchen vermögen ihre Form 20 Minuten und länger zu halten, während eine Zerfallszeit von 1 bis 3 Minuten eine hochgradige Schwäche anzeigen.

Biopathische Schrumpfung beginnt mit dem Überwiegen der Kontraktion und der Hemmung der Expansion im plasmatischen System. Reich versucht, dies mit der Erläuterung der Atemstörung zu verdeutlichen: Die Pulsation, d.h. die alternierende Expansion bei der Ausatmung und die Kontraktion bei der Einatmung ist eingeschränkt, außerdem ist die Ausatmung erheblich geringer als die Einatmung. Er folgert, die schlechte äußere Atmung führt zu einer Störung der inneren Atmung in den Geweben.

Reich stellte bei all seinen Krebskranken eine schwere Form von Fallangst fest, deren Beginn viele Jahre zurücklag. Er schilderte Fallangst auch als psychisches Symptom in Charakterneurosen, dort beobachtete er, wie bei Muskelpanzerungen, die gestörte Atmung der neurotischen Patienten. Dies bedeute noch keine Schrumpfungsbiopathie, erst wenn das plasmatische System angegriffen wird, kann Krebs entstehen. Bei einem zwei Wochen alten Kind stellt Reich eine Fallangst fest, deren Ursache er auf eine bioenergetische Kontaktarmut der Mutter zum Kind zurückführt. Daraus schließt er, daß die Fallangst im Kleinkind bereits Ausgangspunkt einer Schrumpfungsbiopathie sein könnte, die eine Krebsentwicklung in Gang setzt.

Reich führt die Theorie der Krebszellenentstehung auf seine Bionenexperimente zurück. Bione sind kleinste Energiebläschen, die aus zerfallendem organischen und anorganischem Stoff während eines Quellungsprozesses entstehen. Krebszellenentstehung sieht er funktionell identisch mit der Entwicklung von Protozoen aus zerfallendem Gras oder Moos.

Die Orgonbehandlung

Reich geht davon aus, daß es eine biologische Lebensenergie gibt, die er Orgon nennt. Dieses Orgon befindet sich überall in der Atmosphäre, jedes Lebewesen ist davon durchdrungen. Ist das orgonotische System in einem Körper gestört, d.h. verbraucht das Individuum z.B. zur Aufrechterhaltung des Charakterpanzers mehr *Lebensenergie* als von außen (durch Nahrung, Luft) aufgenommen wird, so erkrankt dieser Körper, im extremsten Fall an Krebs.
Reich konstruiert ein Gerät, von dem er meint, daß in sei-

nem Innenraum eine erhöhte Orgondichte herrscht, der sog. Orgonakkumulator. Durch die konzentrierte Bestrahlung soll der Körper wieder *orgonotisch aufgeladen,* der *biopathische Schrumpfungsprozeß* aufgehalten und wieder rückgängig gemacht werden.

Reich und andere Orgontherapeuten nach ihm berichten vom Verschwinden der Krebsgeschwulste, Normalisierung des Hp-Wertes im Blut und vom körperlichen Gesunden der Patienten.

Psychotherapeutische Aspekte

Reich schildert einige Verhaltensweisen und Charakterzüge seiner Patienten als typisch für Krebskranke: Hyperchondrie, Sexualstau, damit verbundene orgastische Impotenz, emotionale Milde, Aggressionen sind verdrängt, charakterliche und emotionale Resignation. Kontaktfähigkeit, Lebensgenuß, Lust- und Arbeitsfähigkeit sind stark eingeschränkt bzw. nicht vorhanden. Bei den Krankengeschichten fällt auf, daß zwar von rein körperlichen Heilungen durch die Orgonbehandlung berichtet wird, die Patienten aber, obwohl der Tumor verschwunden ist, nach einigen Monaten sterben. Durch Gespräche, Psychoanalyse und Vegetotherapie* kommt Reich zu dem Schluß, Krebs ist eine biologische Allgemeinkrankheit, die auf dem Zerfall des Gesamtorganismus beruht, die Geschwulst ist nur Symptom der Krebserkrankung (vgl. Reich, 1976, S. 167).

Deshalb ist es sinnlos, zu versuchen, den Krebs durch Behandlungsmethoden zu bekämpfen, die lokal wirken wie Operationen des Carcinoms oder Rückbildung durch Orgonbestrahlung. Reich sieht in der Entwicklung der Krebskrankheit das letzte Stadium der Biopathien erreicht, der menschliche Körper hat keinen Lebenswillen mehr. *Resignation ohne offenen oder geheimen Protest gegen die Versagung der Lebensfreude muß also als eine der wesentlichen Grundlagen der Schrumpfungsbiopathien angesehen werden. Die biopa-*

* *Unter Vegetotherapie versteht Reich, teilweise abweichend vom allgemein üblichen Sprachgebrauch, die sexualökonomische therapeutische Technik. Das Therapieziel besteht darin, die gefesselten vegetativen Energien zu befreien und auf diese Weise die vegetative Bewegungsfähigkeit wieder herzustellen.*

thische Schrumpfung wäre demnach eine Fortsetzung chronischer charakterlicher Resignation im Bereich der Zellplasmafunktion. (Reich, 1976, S. 223f)

An anderer Stelle sagt er: *Krebs ist eine Fäulnis der Gewebe bei lebendigem Leibe infolge Lusthunger des Organismus.* (Reich, 1976, S. 402) Er versucht, nach der lokalen Carcinombehandlung durch Orgonbestrahlung, mit seiner speziellen Vegetotherapie, einer Kombination von Psychoanalyse und bioenergetischen Übungen, die *natürliche Pulsation* des Organismus wieder anzuregen. Erfolg hat er aber nur bei Patienten, die von sich aus noch eine positive Lebenseinstellung haben. (vgl. Reich, 1976, S. 417ff)

Reich betont, daß die eigentliche Lösung des Krebsproblems in der Prophylaxe der Krankheit und nicht in ihrer Heilung liegt. Die Mittel für diese Lösung sieht er in erster Linie im gesellschaftlichen Bereich; denn unsere lebensfeindliche Gesellschaftsordnung erzeuge die sexuelle Misere und die Stagnation der biologischen Energie, in der die Krebskrankheit wurzelt. Den Grund für das Anwachsen der Biopathien (nicht nur Krebs) sieht Reich in *der Diskrepanz zwischen sexuellem Lebenswillen und sexueller Lebensunfähigkeit.* (Reich, 1976, S. 413).

Um diesen Widerspruch aufheben zu können, muß nach Reich in den ersten Lebenstagen begonnen werden, die Ziele der Kindererziehung müssen revidiert werden. *Solange die Erziehung charakterliche Resignation und muskuläre Panzerung massenweise erzielen wird, solange kann von einer radikalen Aufhebung der Krebsseuche keine Rede sein.* (Reich, 1976, S. 401)

2. Bahnsons Krebstheorie

C.B. Bahnson, Psychiater aus Philadelphia, USA, gehört mit LeShan und Baltrusch zu den bekanntesten Krebsspezialisten, die auf psychosomatischem Hintergrund seit Jahren forschen.

Allgemeine Ergebnisse

Die meisten der von Bahnson untersuchten Krebskranken hatten in ihrer frühesten Kindheit sehr enge Bindungen zu einem Elternteil oder zu einem Elternersatz gehabt. Diese Beziehungen waren aber durch Konflikte, Tragödien und ambivalente

Gefühle gekennzeichnet. Z.B. war ein Elternteil schon früh verstorben und ließ Leere, Verwirrung u.ä. in einem zerfallenen Elternhaus zurück (broken-home-Situation). Dies erschwerte es, die frühe Abhängigkeit und Aggression zu überwinden, obwohl einige auf der Basis von Verneinung, Reaktionsbildung und Überkompensation für eine gewisse Zeit in der Lage waren, ihr Leben nach außen hin in normaler Weise zu entwickeln. Bahnson betont, diese kompensatorische Art des Umgangs mit unbefriedigten Abhängigkeits- und Aggressionsbedürfnissen sei stets ein bis zwei Jahre vor dem klinischen Auftreten der Geschwulst bzw. der Leukämie zusammengebrochen. Oft hatten die unbefriedigten Lösungen der frühen Entwicklungsprobleme dazu geführt, die ambivalenten Verhaltensweisen der Kindheit in den zwischenmenschlichen Beziehungen als Erwachsene zu wiederholen. Die daraus resultierenden Konflikte wurden häufig durch Reaktionsbildungen abgewehrt. Auf dem Hintergrund der frühen gestörten Elternbeziehung wurde der erneute Verlust einer nahestehenden Person besonders traumatisch erlebt. Ursprüngliche Kindheitsbedingungen lebten wieder auf und entfachten die latent vorhandene psychobiologische Pathologie. *Der Verlust einer nahestehenden Person im Leben des Erwachsenen erhält von daher eine spezifische dynamische Bedeutung für den Krebskranken, weil er eine alte Wunde, die unter der dünnen Kruste einer Scheinlösung niemals richtig verheilte, wieder aufreißt.* (Bahnson, 1967, S. 539). Daraus entwickelte Bahnson die Hypothese, daß *archaische* Anstrengungen zur Neuorganisation unternommen werden, um mit der *Bedrohung* des psychobiologischen Überlebens fertig zu werden. Die auf einem niedrigen Entwicklungsniveau stehenden Streßreaktionen stünden in Beziehung zur biologischen Produktion von bösartigen Geschwülsten.

Viele Menschen erleben Depressionen, ohne Tumore zu produzieren; dies bedeutet, nicht Verlust und Depression allein führen zum Krebs, sondern die speziellen dynamischen Bedeutungen und Effekte für den Patienten sind es, die der Depression ihre Wertigkeit geben. Deshalb beschäftigt sich Bahnson intensiv mit den regressiven Implikationen und den besonderen ICH-Abwehrprozessen der Carcinomkranken.

Die Komplementarität der Regression

Bahnson stellt eine Theorie der Komplementarität (d.h. der gegenseitigen Entsprechung) von physiologischer und psychologischer Regression auf. Diese faßt den Prozeß der bösartigen Neubildung von Geweben als eine mögliche biologische Entsprechung eines regressiven psychologischen Zusammenhangs auf. Diese Konstellation ergibt sich aus der Verdrängung und Verneinung widerstreitender Antriebe und Impulse, wobei primitive Formen der Triebentladung angewandt werden. (vgl. Abb. 1, Bahnson, 1967, S. 540)

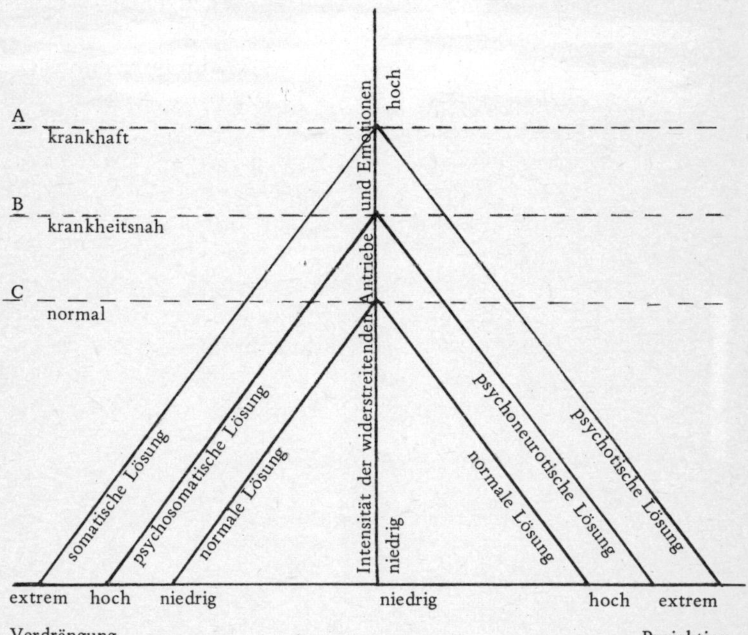

Abb. 1, Bahnson 1967

Der Grundgedanke der Hypothese besagt, daß der psychobiologische Organismus nur zwei Wege hat, seine Triebe, Bedürfnisse und Spannungen zu entladen, die dauernd im Organismus entstehen.

Die eine Möglichkeit besteht darin, daß sich die Person im Handeln oder in der Phantasie der Welt zuwendet; bei der anderen werden die Triebrepräsentanten von Ideation, vom Denken, den bewußten Gefühlen und den Handlungen abgetrennt und in das *biologische Medium* (Bahnson, 1967, S. 541), den sub-corticalen Organismus (unter Cortex wird die Hirnrinde verstanden), entladen, ohne daß entwicklungsmässig spätere Verknüpfungen mit dem Zentralnervensystem einbezogen werden. Die Komplementarität der Regression bedeutet, daß sich ähnliche Vorgänge wie bei der Verhaltensregression (Neurosen und Psychosen) auch im somatischen Bereich abspielen. Die Triebabfuhr im somatischen Bereich durchläuft nach Bahnson während der Regression folgende Organisationsschichten (vgl. Abb. 2, nach Bahnson, 1967, S. 541):

a) den Bewegungsapparat und die Wahrnehmungsfunktionen, deren Störungen Freud (G.W. 1, 1964) in der Analyse der Konversionshysterie beschreibt,
b) Störungen der Systeme innerer Drüsen (endokrine Systeme) und der Organe, wofür Einwirkungen auf Kreislauf, gynäkologische Erkrankungen und solche am Magen und Darm stehen,
c) Störungen im Bereich der Mitose, der Zellentwicklung und -organisation, die man als eine Parallele zur autogenetisch frühen Betonung der Poliferation (Sprossung) des Fetus oder auch der vorsexuellen Selbstfortpflanzung einer längst verlorenen phylogenetischen Vergangenheit ansehen kann.

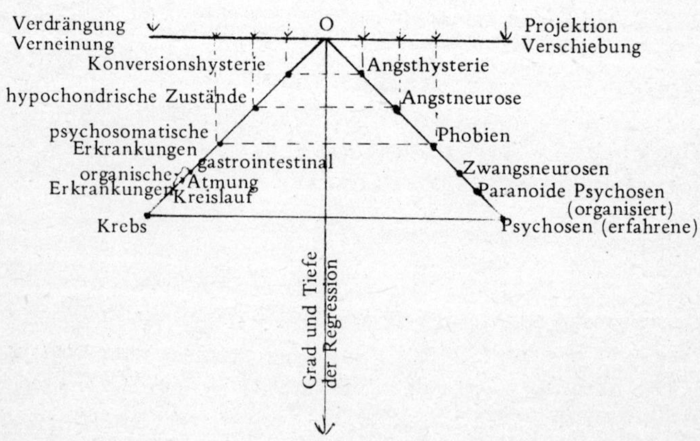

Abb. 2, Bahnson 1967

Wir verstehen hier das Krebsgewächs als das Endergebnis einer extrem regredierten und somatischen Abfuhr eines regenerativen Triebes, der oft durch einen schweren Verlust ausgelöst oder verstärkt werden kann, oder auch durch die ‚Amputation' eines Teiles des psychobiologischen Selbst: eines konkreten Teils oder eines psychodynamisch wichtigen Objekts im Selbst oder in seiner Umwelt. (Bahnson, 1967, S. 542f)

Ob die Triebabfuhr in psychologischer oder in somatischer Regression erfolgt, entscheidet die *Wahl* der ICH-Abwehrmechanismen. Bahnson ging von der These aus, daß Krebspatienten auch durch spezifische Abwehrprozesse gekennzeichnet seien.

Die ICH-Abwehr

Um diese Theorie nachzuprüfen, untersuchte Bahnson die Abwehrmechanismen bei Carcinomkranken mit unterschiedlichen Methoden: Fragebogen bezüglich autosyntoner (bewußter) und projizierter (unbewußter) Affekte; *Rorschach-Index der Verdrängung*, das der Autor selbst entwickelt hat; der Bahnson'sche rhythmische Apperzeptionstest (das ist ein Test, der die aktive Aufnahme des Wahrgenommenen ins Bewußtsein mißt), um Verneinung und Verdrängung auditorisch perceptionistisch nachzuprüfen; mehrere andere projektive Verfahren und Fragebogen. Nach Bahnson haben alle eindeutig bestätigt, daß Krebspatienten, auch diejenigen, die nicht ihre Diagnose kannten, viel öfter und viel mehr verneinende Abwehrmechanismen benutzten. (Bahnson hat die genauen Untersuchungsergebnisse und ihre statistische Signifikanz in ‚Role of the ego defenses: Denial and repression in the etiology of malignant neoplasm' (ANN. N.Y.A. cad.Sci. 125, 1966) veröffentlicht.)

Der Rorschachtest

In den Rorschach-Protokollen der Krebspatienten fand Bahnson die häufige Erwähnung von Verwundung, Zerstörung und Tod auffallend, die, mit fließenden Übergängen, von der einfachen Wahrnehmung physischer Wunden und Verletzungen bis zu symbolischen und manchmal recht subtilen Andeutungen von Tod und Metamorphose reichte. Der Autor betont, die meisten Zerstörungsphantasien hätten sich nicht auf realistische Vorkommnisse bezogen, auch die Todesphantasien wären bei Patienten aufgetreten, deren Erkrankung so neu gewesen sei, daß sie noch nicht endgültig diagnostiziert gewesen seien. Er schließt aber nicht aus, daß die meisten Tumorkranken auf vorbewußtem Niveau eine Ahnung von ihrem Krankheitsprozeß hätten. Häufige Deutungen in dieser Richtung waren verwundete, tote oder sterbende Tiere, oft in Teile geschnitten, gehäutet, geöffnet oder ohne Extremitäten. Subtilere Beziehungen zum Tod zeigten sich in Deutungen wie *Fisch mit offenem Mund nach Luft schnappend* (Bahnson, 1967, S. 544). Menschliche Figuren wurden, wenn überhaupt, nur verstümmelt wahrgenommen: *Mädchen mit einem Bein, Junge ohne Arme.* Hinweise auf *blutiges Geschmier* waren häufig. Eine andere Art von Todesphantasien manifestierte sich in Schatten-Deutungen, *Schatten einer alten Frau.*

In den Bewegungsdeutungen äußerten sich Phantasien wie *fallen, abrutschen, explodieren,* auch poetische Todesandeutungen wie *dunkler Fluß, Stundenglas* kamen zum Ausdruck.

Mehrere Krebskranke gaben sehr seltene Deutungen zu den inneren Details der Kleckse, die sich auf Fortpflanzungsaktivitäten auf einem primitiven vegetativen Niveau abspielten (*keimende Kartoffel, Blumenzwiebeln*). Bahnson sieht darin eine Unterstützung der These, daß die Krebsgeschwulst in der unbewußten Phantasie des Patienten einen phylogenetisch und ontogenetisch alten regenerativen Prozeß darstelle.

Das Selbst bei Krebskranken

In klinischen Interviews fand Bahnson, daß das narzißtische, verneinte, verborgene Selbst der Carcinompatienten primitiv, kindlich und verletzt sei und sich nach Zuneigung, Wärme und persönlicher Befriedigung sehne. Das bewußte Selbst spiegelt die internalisierten strafenden und abweisenden Eltern wider, nach außen ist das Individuum angepaßt, funktioniert in der gewählten Rolle. Das unbewußte und verstörte Selbst dagegen vertritt das Kind, das nie verstanden wurde und dem niemand half, zu einem reifen Menschen heranzuwachsen, es konnte deshalb nicht mit den anderen Aspekten der Persönlichkeit integriert werden.

Bahnson hatte den Eindruck, es existiere keinerlei Kommunikation zwischen den beiden inneren Persönlichkeiten. *Die libidinösen regenerativen Antriebe scheinen sich verselbständigt und dadurch die Aktivitäten der Sekundärprozesse ihres Treibstoffes beraubt zu haben, welcher sonst ihr alltägliches soziales Leben belebt und intensiviert hätte. Nun sind die Triebe ihre eigenen biologischen Wege gegangen und haben das soziale Selbst als eine leere Schale ohne Orientierung und ohne Hilfsquellen zurückgelassen.* (Bahnson, 1967, S. 545)

Emotionale und physiologische Mechanismen

Bahnson versucht, die Ergebnisse seiner psychologischen Forschung mit physiologischen, hormonalen und biochemischen Funktionen zu vereinen. Dabei benutzt er das hypothalamische-pituitare System von Rakoff (1966):

1. Die psychologischen Faktoren wirken auf die Prozesse des Nervensystems und der inneren Drüsen via Hypothalamus ein;
2. der Hypothalamus wirkt auf die Hirnanhangdrüse (Hypophyse);
3. sowohl die Änderung in Hypothalamus als auch in Hypophyse haben direkte biochemische Folgen, und dazu kommen die Effekte der hypophysischen Störungen auf die endokrinen Zieldrüsen, z.B. Eierstöcke, Hoden, Nebenniere, Schilddrüse, u.a. Drüsen;
4. infolge geänderter hormonaler Regulationen führen diese Änderungen dann zu anderen biochemischen Prozessen, die mit Tumorgenese in den Zielorganen – wie Brust, Uterus und Prostata – anfangen können;
5. die Änderungen in den endokrinen Drüsen haben auch andere als hormonale Effekte, indem sie normales Wachsen in Hyperfunktionen umschalten, die mit Tumorgenese in direkter Beziehung stehen.

(Bahnson, 1967, S. 245)

3. Untersuchungen zur Persönlichkeit von Krebskranken

Laurence L. LeShan, Mitarbeiter des ‚Institute of Applied Biology' in New York, veröffentlichte 1963 die Ergebnisse seiner achtjährigen Studie zur Persönlichkeit von Krebskranken. In diesem Rahmen wurden 300 erwachsene Carcinompatienten exploriert: Allen wurde ein projektiver Persönlichkeitsfragebogen, der ,Washington Personal History Test', vorgelegt. Anstelle des Rorschachtests und des TAT wurde der Washington Personal History Test verwandt, da in Voruntersuchungen festgestellt wurde, daß die erstgenannten Tests bei Carcinompatienten häufig Angst und Widerstände hervorrufen. Auch gibt der W-Test nach LeShan ein gutes Bild der Lebensgeschichte des Klienten (Familienstruktur, Schul- und Arbeitsanpassung, Interessen und Neigungen, Lebensziele und Pläne). Außerdem wurden 125 Patienten mehrfach klinisch interviewt, schließlich nahmen 20 an einer intensiven Psychotherapie teil, die zwischen 20 und 450 Stunden dauerte. Als Kontrolle wurden 125 Personen gleichen Geschlechts, Alters und gleicher sozialer Schicht untersucht.

Untersuchungsergebnisse

Bei 64% der Carcinompatienten (10% bei den Kontrollen) konnte ein bestimmtes Verhaltensmuster, ein bestimmter seelischer Entwicklungsgang und ein bestimmtes Bild der Objektbeziehungen beobachtet werden:

Bereits während der ersten sieben Lebensjahre wird die Fähigkeit des Kindes zur Entwicklung von engen Objektbeziehungen eingeschränkt oder geschädigt, meist durch den Verlust eines Elternteiles, den Tod eines Geschwisters oder durch den Verlust eines anderen nahestehenden Angehörigen. Durch dieses Erlebnis erfährt das Kind, daß die Beziehung zu geliebten Objekten mit Schmerzen und dem Gefühl der Verlassenheit verbunden ist. Einsamkeit und Isolation ist häufig die Folge für ein Kind nach einem solchen Ereignis.

In der Vorstellung des Kindes wird dieser Verlust aber nicht als zufälliges Geschehen interpretiert, sondern dem eigenen Versagen zugeschrieben, Schuldgefühle und Selbstvorwürfe sind deshalb die unausweichlichen Folgen.

Diese traumatische Krise ist jedoch nicht von solcher Intensität, um neurotische Symptome oder Psychosen hervorzurufen. Die emotionale Anpassung an die Umwelt wird in adäquater Form gehandhabt, allerdings mit der das gesamte spätere Leben prägenden Einstellung, daß soziale Objektbeziehungen gefahrvoll sind und das eigene ICH viele schlechte Dinge enthält.

Die emotionalen Verbindungen zu anderen Menschen sind mehr oberflächlicher Art, es werden wenig Energien in soziale Interaktionen investiert. Unabhängig von dem, was sonst im Leben erreicht wird, herrschen bei der betroffenen Person Gefühle des Versagens vor. Mit Kierkegaard kann man hier wohl von einer „Verzweiflung des Selbstsein" sprechen (Kierkegaard, 1953).

Die Zeit der späten Adoleszenz bietet eine Gelegenheit zu intensiveren Beziehungen zu anderen Personen. Sie wird als Chance genutzt und als Möglichkeit gesehen, der tiefen inneren Einsamkeit zu entrinnen. Die mögliche Beziehung wird nach einer Periode des vorsichtigen Näherns mit großer Energie angestrebt, um dem eigenen Leben einen Sinn zu geben. Die Gefühle der *tiefen, inneren Einsamkeit, des Verlorenseins* (LeShan, 1963, S. 243) werden deutlich schwächer, jedoch verschwinden sie nicht völlig.

Die untersuchten Carcinompatienten von LeShan fanden in dieser Periode des Strebens zu einer echten Objektbeziehung von kürzerer (ein Jahr) oder längerer Dauer (vierzig Jahre). Durch die Rolle, die sie in Beruf, Ehe oder als Eltern innehatten, führten sie ein sinnvolles Dasein, sie sahen sich in die Möglichkeit versetzt, ihre Lebensenergien zu entfalten, sie fanden mehr Befriedigung und Lebensbezogenheit, als sie es jemals erwartet hatten. Dennoch hatten sie große Schwierigkeiten, ihre eigenen Interessen und Bedürfnisse zu entfalten oder zu verteidigen, die Wünsche ihrer Objektbeziehungen dagegen konnten sie recht stark nach außen vertreten und auch durchsetzen.

Diese positive Situation wurde dann durch äußere Lebensumstände beendet, z.B. durch Pensionierung, Tod des Ehegatten, Erwachsen- und Selbständigwerden der bisher abhängigen Kinder etc., damit ging wieder eine Objektbeziehung verloren. Die Patienten reagierten unterschiedlich, teils mit erfolglosen, angestrengten Versuchen, neue Objektbeziehungen zu finden, teils schienen sie völlig vernichtet zu sein. Äußerlich gesehen ging das Leben weiter, aber ohne Freude, Hoffnung und Sinn an irgendwelchen Lebensbezügen. Die von ihnen nie völlig aufgegebene Furcht vor Isolation schien sich jetzt zu bewahrheiten und ihr unausweichliches Schicksal zu sein. Das Aufgeben der eigenen Existenz schien ihnen der einzige – wenn auch gefürchtete – Ausweg zu sein. LeShan vergleicht diese Situation mit Senecas Bild von der libido moriendi, wohl erschrecken sie über den Tod, dennoch wünschen sie, nicht länger zu leben. Sie kehren in ihrer Phantasie wieder zu ihrer früheren kindlichen Orientierung zurück, daß das eigene ICH so viel unrechte und schlechte Dinge enthält, daß es anderen Menschen unmöglich wird, mit ihnen eine enge Objektbeziehung einzugehen.

Zu diesem Zeitpunkt depressiver Grundstimmung zeigen sich bei den beobachteten Patienten die ersten klinischen Symptome der Carcinomerkrankung, und zwar zwischen sechs Monaten und acht Jahren nach dem Verlust der – jetzt zweiten – Objektbeziehung.

LeShans psychosoziales Grundmuster für Carcinomgefährdete

Nach LeShans Untersuchungsergebnissen scheinen sich folgende charakteristische Merkmale des Krebsgefährdeten und späteren Krebskranken zu ergeben (LeShan, 1963, S. 249):

a) Kindheit und Jugend sind gekennzeichnet durch ein Gefühl der Isolation sowie durch die Einstellung, daß enge und bedeutungsvolle Objektbeziehungen gefahrvoll sind, da sie Kummer und Abweisung im Gefolge haben, ferner durch das Gefühl tiefer Hoffnungslosigkeit und Verzweiflung.

b) Eine Periode, in welcher eine Objektbeziehung besteht und in welcher die Person das Gefühl, von anderen Menschen akzeptiert zu werden, genießt und somit das Leben für sie einen Sinn erhält.

c) Der Verlust einer solchen engen Objektbeziehung und hierauf folgend das Gefühl einer tiefen Verzweiflung sowie die Überzeugung, daß das Leben nichts mehr bieten kann.

4. Psychosoziologische Untersuchungen von Aleksandrowicz

Eine Arbeitsgruppe um Prof. Dr. med. J. Aleksandrowicz von der Universitätsklinik Krakau führte eine Reihe von psychodiagnostischen Tests (Rorschach, Szondi, Catell) und selbstentwickelte Fragebögen zur sozialen Lage von Leukämiekranken durch. Von 1961 bis 1963 wurden 69 (35/34) Patienten, deren Krankheitsbilder in myoblastischer Leukämie, chronisch-granulozytarer Leukämie und lymphatischer Leukämie unterteilt wurden, untersucht. (Bei der weiteren Darstellung werde ich auf die differenzierten Krankheitsbezeichnungen nicht eingehen.)

Soziologische Ergebnisse

Von den 69 Patienten hatten nur 8 eine höhere Schulbildung, 25 eine mittlere und 36 hatten die Elementarschule besucht. Bei der Berufsverteilung zeigte sich folgendes Bild: 15 waren in der Landwirtschaft tätig, 27 waren Arbeiter und Handwerker, 27 waren als Beamte und Angestellte beschäftigt.

Die sozioökonomischen Verhältnisse wurden durch eine 3-Punkte-Skala (schlecht/mäßig/gut) bestimmt. Zu den schlechten Verhältnissen zählte man schlechte Wohnsituation, schlechte Ernährung und einen vollständigen Mangel an Entfaltung elementarer emotionaler Bedürfnisse sowie Arbeitsüberlastung aufgrund wirtschaftlicher Faktoren. Unter mäßigen Verhältnissen wurden schwierige, doch noch ertragbare Wohnverhältnisse, zureichende Ernährung und sehr geringe Erholungsmöglichkeiten verstanden. Günstige Wohnsituation, soziale Sicherheit und Mangel an täglichen Sorgen sowie ausreichende Erholungsmöglichkeiten wurden als gute Verhältnisse definiert.

Nach der sozioökonomischen Situation wurde unter drei Gesichtspunkten gefragt: Während Kindheit und Jugendzeit, im Erwachsenenalter und während des Krankheitsverlaufs.

Bei den Antworten fällt auf, daß sich in den Augen der Kranken ihre Situation seit der Kindheit gebessert hatte. Gaben für die Kindheit 29 schlechte Verhältnisse an, 14 mäßige und 24 gute (2 waren unklar), veränderte sich das Bild im Erwachsenenalter zu 18 schlecht, 22 mäßig und 29 gut. Für die Situation während des Krankheitsverlaufs sahen nur noch 14 Patienten ihre Verhältnisse als schlecht an, 20 mäßig, 35 bezeichneten sie als gut.

Psychosoziale Situation

Ähnliche Untersuchungen wie zur sozioökonomischen Lage wurden auch zur Familiensituation durchgeführt. Mehr als die Hälfte der Patienten bezeichnete das Familienklima, über alle drei Zeitabschnitte hinweg, als von gegenseitigem Verständnis, Rücksichtnahme und Aufrichtigkeit getragen.

Entgegen den vorigen Aussagen konnten 11 bzw. 12 Patienten angeben, sie seien relativ frei von Konflikten und Belastungen. 46 berichteten vom früheren Verlust nahestehender Angehöriger, 6 von einem Verlust vor relativ kurzer Zeit. 24 gaben an, vor längerer Zeit ihr Eigentum verloren zu haben oder als Folge davon hätten sich ihre Lebensumstände plötzlich geändert, 8 gaben an, dies erst vor kurzem erlebt zu haben. 16 bzw. 19 berichten von Kummer, Sorge und Angst wegen Familienmitgliedern. 17 bzw. 30 geben Konflikte in der Familie und am Arbeitsplatz an.

Nach den Lebenszielen und Lebensinhalten befragt, waren ‚Studien, Arbeit und qualifizierte Stellung' bei 40 Patienten besonders wichtig, gefolgt von ‚den' eigenen ‚Kindern' (28), weit abgeschlagen ‚Ehe' (13), ‚Zuhause' (6).

Die Mehrzahl (44) der Patienten stufte sich als ‚liebevoll-herzlich, empfindsam' ein, gefolgt von ‚arbeitsam' (30), ‚heiter-freundlich' (28). Als ‚reizbar' bezeichneten sich nur 7, ‚explosiv' 11 Patienten.

Zusammenfassung

Die Untersuchungen waren zum Zeitpunkt der Veröffentlichung noch nicht abgeschlossen, so daß endgültige Schlußfolgerungen schwierig sind. Aber es läßt sich nach Ansicht der Autoren sagen, daß Leukämie bei den unteren Sozialgruppen mit durchschnittlich mäßigen Lebensbedingungen häufiger auftritt. Die Mehrzahl der Patienten litt unter schweren psychischen Konflikten, wie Verlust von Beziehungsobjekten und Konflikten innerhalb der Familie und am Arbeitsplatz (vgl. Aleksandrowicz et al, 1963).

5. Psychosomatische Aspekte des Mammacarcinoms

Die Wissenschaftler der Baseler Universität untersuchten die Psychosomatik des Mamma-Carcinoms (Brustkrebs), indem sie von 25 Brustkrebspatientinnen die Persönlichkeitsprofile mit denen von 25 Patientinnen mit Mastopathia cystica fikrosa (Knötchen- und Zystenbildungen an den Brüsten) verglichen.

Die Untersuchung bestand aus psychoanalytisch orientierten Interviews, Fragebogenerhebungen und MMPJ-Tests. Folgende Fragestellungen, die sich auf das Carcinomprofil bezogen, wurden herausgearbeitet:

a) *Wie sehen die frühkindlichen Bedingungen bei den bei-*

den Gruppen der Mamma-Carcinom- und Mastopathie-Patientinnen aus?
b) Wie sind die Persönlichkeitsstrukturen?
c) Welche psychologischen Auslöser spielen für die somatische Erkrankung eine Rolle?
(vgl. Beck et al, 1975, S. 217)

Untersuchungsergebnisse

a) Die frühkindlichen Bedingungen:

Das broken-home war mit 12 (von insgesamt 25) bei den Carcinom-Patientinnen höher als bei der Mastopathie-Gruppe mit 7. Die Krebspatientinnen neigten bei der Schilderung der frühen Kindheit zur Idealisierung der frühkindlichen Beziehungspersonen. Sie bagatellisierten oder verdrängten eher emotionale Konflikte aus der Vergangenheit. Bei der Mastopathie-Gruppe war die Schilderung der frühen Kindheit und des Elternhauses realistischer, die Konflikte wurden offener dargestellt und die Patientinnen benutzten weniger Abwehrmechanismen gegenüber latenten Konfliktneigungen. In der frühesten Kindheitserinnerung zeigte die Mastopathie-Gruppe ein signifikant häufigeres Vorkommen von Verlusterlebnissen, was die Autoren auf die möglicherweise geringe Verdrängungstendenz zurückführen.

b) Persönlichkeitsstruktur:

Die Persönlichkeitsstruktur zeigte bei der Carcinomgruppe vier typische Reaktionen auf den Krebs: offene Angst, überkompensatorische Realitätszuwendung mit zwanghafter Leistungshaltung, Verdrängung von emotionellen Konflikten und Mobilisierung von Selbst- und Fremdbestrafungstendenzen.

Außerdem wiesen die Patientinnen depressive Züge im Sinne von Unfähigkeit zur eigenen Wunschgestaltung, der Neigung zu Rückzügen aus Objektbeziehungen und Sinnlosigkeitsgefühlen auf. In der psychosexuellen Entwicklung kamen statistisch nachweisbar häufigere Aborte und Totgeburten bei der Krebsgruppe vor. Die MMPJ-Untersuchung ergab für sie statistisch signifikant höhere Werte in den Hypochondrie- und Hysterieskalen sowie deutlich niedrigere Werte bei den Aggressionsparametern.

c) Die psychologischen Auslöser:

Bei 11 Krebspatientinnen (gegenüber 3 Mastopathie-Kranken) war ein bis drei Jahre vorher der Verlust der wichtigsten Beziehungsperson vorausgegangen, in sieben Fällen war es die Mutter, die gestorben war. Die Personen hatten für die Carcinom-Patientinnen für ihr psychisches Gefüge eine spezielle Bedeutung: Sie stabilisierten das narzißtische Gleichgewicht und waren damit für die Selbstsicherheit und das psychophysische Wohlbefinden von größter Bedeutung. Mit dem Verlust brach eine basale Grundsicherheit zusammen, die durch keine anderen psychischen Mechanismen auszugleichen war. Beck interpretiert den Brustkrebs als den in der sichtbaren Körpersphäre absterbenden Teil des Selbst, den die Mutter repräsentiert hat.

Obwohl die der Erkrankung vorausgegangenen psychischen Konflikte chronisch waren, konnten die Mastopathie-Patientinnen die verschiedenen inneren und äußeren Konfliktsituationen verarbeiten, so daß sie nicht in ihrer basalen Sicherheit bedroht wurden.

6. Geschwulstbildung und Umweltfaktoren, untersucht von Németh und Oó

Die ungarischen Forscher György Németh und Maria Oó haben an Budapester Krankenhäusern ätiologische (ursächliche) Daten von 100 Krebspatienten erhoben. Die psychische Anamnese (Krankengeschichte) zeigte, daß bei 52 Fällen der klinischen Manifestation der Krebskrankheit psychische Traumen vorausgingen, in weiteren sieben Fällen waren sich die Untersucher aufgrund der Befragungsmethode unsicher. Bei 27 Patienten lagen *abnorme Erlebnisreaktionen nach dem Verlust lebenswichtiger Objektbeziehungen* vor (Neméth, Oó, 1963, S. 263). Neméth und Oó sehen darin LeShans Untersuchungsergebnisse bestätigt.

In 18 Fällen stellten die Wissenschaftler psychische und körperliche Erschöpfung durch Überarbeitung bzw. Arbeitsüberlastung als carcinomauslösende Faktoren fest, bei weiteren 8 Patienten konnten sie diesen Faktor nicht schlüssig bewerten.

Neméth und Oó fassen zusammen, daß bei 58% der untersuchten Fälle neurotische Konfliktsituationen den bösartigen Geschwüren vorausgingen. Sie sind der Ansicht, daß das Krebsleiden als von vielen Ursachen ausgehend (multikausal) betrachtet werden soll. Daher müßten auch neurotische Persönlichkeitszusammenhänge als hinzufügende Faktoren in der Krebsanfälligkeit betrachtet werden.

7. Psychosomatische Untersuchungen von Németh und Mezei

Die Ärzte G. Németh und A. Mezei von der Universität Budapest stützten sich bei ihrer Untersuchung von 206 Carcinomkranken, die an Mamma- oder Genitaltumoren litten, und 307 Patientinnen mit gutartigen Geschwulsten an denselben Organen, auf die Forschungsergebnisse von LeShan, Bahnson und Baltrusch.

Ergebnisse in Bezug auf die Krebspatientinnen: Die Forscher fanden mehr alleinstehende Frauen in dieser Gruppe, auch wurde häufiger von einer ungüstigen Kindheit und neurotischer Symptomatik im Kindesalter berichtet. In 59% der Fälle ging der Krebsdiagnose der Verlust einer nahestehenden Person voraus.

Németh und Mezei vertreten die Meinung, daß nicht der Tod eines nahestehenden Objektes für die Betroffenen die größte Tragödie bedeute, sondern seine psychischen Konsequenzen, das narzißtische Trauma, die Hilflosigkeit und die sehr häufig vorkommende Isolation sowie der damit verbundene Verlust an mitmenschlicher Kommunikation. *Diese Isolation wird besonders dann schmerzlich empfunden, wenn der Betroffene bemerkt, daß diese seine Probleme eher verstärkt und/oder daß er seiner Umgebung zur Last wird.* (Németh/Mezei, 1975, S. 223)

Die Patientinnen lebten häufig in disharmonischen Ehen, hatten Konflikte mit dem Partner (Ehemann war aggressiv, Alkoholiker, wesentlich älter oder krank). Bei den ledigen bestanden erhebliche Sexualkonflikte. Der größte Teil der verheirateten Frauen hatte sich in der Partnerwahl nach dem Wunsch der Mutter gerichtet, ihre sexuellen Beziehungen waren unbefriedigend und durch verdrängte Aggressionen, Beklemmungen und Schuldgefühle gekennzeichnet.

In Bezug auf ihr Arbeitsverhalten äußerten die Krebspatienten, daß sie ihre Tätigkeit liebten. Sie arbeiteten meist bis zum Beginn der stationären Behandlung und stellten an sich hohe Anforderungen.

Die Autoren bestätigten die Tendenz der Kranken zur Verdrängung und Verleugnung neurotischer Konflikte.

Bei der Carcinomgruppe kamen intensive und dauerhafte psychische Störungen sehr häufig vor, jedoch waren sie in ihrer Abreaktion nach außen verhindert. *Hysterische und psychopathische Verhaltensweisen ließen sich in der Krebsgruppe nur geringfügig nachweisen, ...* (Németh/Mezei, 1975, S. 225). Es entstand der Eindruck, daß die Krebskranken innerlich nervöser und gespannter waren, als sie angaben.

8. Neoplasie und Rorschach nach Mezei und Németh

Mezei und Németh haben 50 Carcinompatienten mit Hilfe des Rorschach-Tests untersucht, 25 Patienten mit gutartigen Tumoren dienten als Kontrolle. Nach Mahler-Schönberger und Silberpfennig zeigt sich eine chronische Krankheit bei den Patienten in einer narzißtischen Besetzung des Körperschemas, beim Rorschach-Test drückt sich dies in häufigen Anatomie-Antworten aus; dabei bedeutet die Besetzung des Körperschemas für den Kranken einen Rückzug aus der konflikthaften Umwelt in die konfliktfreie Eigensphäre, in der auch die Orientierung leichter erfolgen kann. Der Kranke benutzt sein Körperschema zur räumlichen Orientierung: Was sich am oberen Teil der Tafel befindet, kann nur der Kopf sein, im mittleren Feld befinden sich Herz und Lungen, darunter die Organe der Bauchhöhle, während im unteren Teil meist die Sexualorgane gedeutet werden. *Die chronische Krankheit zeigt sich also nicht durch die Anatomieantwort allein, sondern auch durch die Verwendung der anatomischen Struktur im Sinne eines Schlüssels der Erklärung aller Phänomene, was in diesen ‚Positionsantworten' deutlich wird.* (Mezei/Németh, 1963, S. 266)

Spezielle Ergebnisse des Tests

Die für alle chronisch Kranken typische *Erschütterung der Position* (Mezei/Németh, 1963, S. 267) zeigte sich auch bei den Aussagen der Carcinompatienten, jetzt aber noch weit darüber hinaus. Die Antworten wurden von den Versuchspersonen konsequent in Frageform gegeben, die Selbstunsicherheit verstärkte sich so sehr, daß die Objektkritik verschwand, die Subjektkritik dagegen wurde verschärft, oftmals monoton wiederholt. Die Subjektkritik nahm so extreme Formen an, daß sich die Versuchsperson global und endgültig verurteilte: „Ich bin vollkommen ungebildet. Habe ich denn so viel Wert, daß Sie meinetwegen soviel schreiben müssen? “ (Mezei/Németh, 1963, S. 267). Die Autoren, die dies ‚Selbstverurteilung‘ nennen, sind der Meinung, darin drücke sich mehr als ein nagender Zweifel an sich selbst aus, sie bedeute eine restlose Selbstaufgabe.

Die Prüfung der Protokolle ergab, daß der Rückzug auf das Körperschema, seine narzißtische Besetzung, nicht gelang. „Sind das die Nieren? Nein, dafür stehen sie zu hoch ... Beckenknochen, kann das sein? Nein? Ich bin darin nicht sicher, das befindet sich ja höher ...“ Diese Art zu antworten ist bei anderen Krankheitsbildern noch nicht vorgekommen, Mezei und Németh schlagen dafür den Begriff ‚Positionszerfall‘ vor. Sie sehen darin die spezifische Natur der Perzeptionsweise von Krebskranken, die darin bestehe, daß eine einheitliche und koordinierte Organisation der Eindrükke nicht mehr möglich sei.

Diese Unsicherheit griff auch auf andere Objekte über: „Etwas Lampenähnliches, nein, doch nicht ...“, oder (Tafel V) „Eine Fledermaus, das ist leichter. Ist es wirklich eine Fledermaus? Fast ... Ganz ...“ (Schüttelt den Kopf, lächelt.)

Die Versuchspersonen hatten durchgehend die Neigung, sich an den Versuchsleiter zu wenden, mit der Bitte, ihnen bei der ‚Bestimmung‘ der Tafeln zu helfen. Die Autoren sahen darin die einzige Möglichkeit der Kranken, nachdem es ihnen nicht gelungen ist, die letzte Defensivlinie innerhalb der Persönlichkeit (narzißtische Besetzung des Körperschemas) zu errichten, indem sie sich an Fremde wenden und Hilfe von außen erbitten; sie nennen dieses Phänomen: das ‚Hilfesuchen‘.

Mezei und Németh weisen darauf hin, daß die dritte Spezifität der bösartigen Krankheit nur eine extreme Form einer Persönlichkeitsart ist, deren mildere Formen in der Literatur bereits beschrieben worden sind, nämlich der Abhängigkeit, die besonders bei Alkoholismus und Narkomanie eine Rolle spielt. Es ist interessant festzustellen, daß bei Alkoholikern das Hilfesuchen auch vorkommt, dann aber aggressiv verbrämt, so daß der Charakter der Bitte verwischt wird. Der Mangel an Aggressivität bei den Krebspatienten deutet darauf hin, daß sie die Fähigkeit zum Gegenangriff bereits verloren haben; diese These wird durch die geringe Objektkritik im Gegensatz zu der starken Subjektkritik noch gestützt.

Der hohe Grad an oraler Abhängigkeit wird durch weitere Tafeldeutungen bestätigt, es wurden häufig parasitische Tiere gesehen, wie Vampire, Blutegel u.ä., außerdem Blumen auf farbigen Tafeln. *Nach dem bisher Gesagten ist bei Krebskranken eine maßlose Unsicherheit und Abhängigkeit festzustellen.* (Mezei/Németh, 1963, S. 269)

Die ungarischen Wissenschaftler sehen folgende Beziehung: Die Unsicherheit der Carcinompatienten reicht bis in die letzten Wurzeln der Persönlichkeit. Sie definieren, in Erweiterung von Freuds Aussage, wonach das ICH zuerst als körperliches ICH erscheint, das Körperschema als eigentliche psychosomatische Grundeinheit.

Somit kann das Psychische seine Wirkung auf die somatischen Funktionen durch dieses Schema ausüben. *Die Auflösung des Körperschemas durch psychische Ereignisse und Funktionen, wie Konflikte, negative Emotionen und psychische Traumen, führt somit auf den Weg der Vernichtung der körperlichen Existenz.* (Mezei/Németh, 1963, S. 269)

Eine vierte Besonderheit bei Krebskranken nennen die Autoren „Evidenz des Bedrohtseins“. Die ersten Anzeichen sehen sie darin, daß die Patienten gewisse Widersprüche gegen den Tod zeigten. Bei ihnen riefen die Tafeln oft ein Gefühl des Unheimlichen und Schrecklichen hervor, daß sich häufig im Versuchsablauf verstärkte. „Es wird immer häßlicher“, „Ich erblicke hier unheimliche Gesichter. Lauter unheimliche Gesichter!“ (Mezei/Németh, 1963, S. 269).

Weiterhin zeigten häufige Deutungen wie „Gerippe“ (Symbol des Todes), Verstümmelungs- oder Maskenantworten die Bedrohung.

Selbstverurteilung, versuchter Rückzug auf das Körperschema, sein Zerfall und die Evidenz des Bedrohtseins sind nach den Untersuchungen von Mezei und Németh die wichtigsten Zeichen der bösartigen Krankheit, wie sie sich im Rorschach-Test ergeben; im Bereich der Persönlichkeit entsprechen dem Gefühle des Unwertes, orale Abhängigkeit und unbewußte Angst.

9. Die Beziehung zwischen Krebs und Schizophrenie, untersucht von Rassidakis et al

Angeregt durch die Veröffentlichungen von Bahnson, LeShan und Baltrusch über psychologische Aspekte der Krebsentstehung beschäftigten sich Rassidakis, Erotokritou und Volidou innerhalb ihres Arbeitsbereiches mit diesem Themenkomplex. Sie untersuchten die Patienten des Staatlichen Hospitals für Geisteskrankheiten in Athen über 15 Jahre hinweg, außerdem verwandten sie Daten aus England, Wales und Schottland. Die Autoren wiesen nach, daß das Auftreten von Krebs bei Psychotikern, insbesonders Schizophrenen, sich im Vergleich zur übrigen Bevölkerung wie 1:3 verhält. Rassidakis et al stellten die Theorie auf, daß die Schizophrenie einen Schutz vor der bösartigen Neubildung von Geweben (malignen Neoplasie) biete.

Versuch einer Erklärung

Die Autoren sehen vier bzw. fünf Krankheitsgruppen, falls die Herz-Kreislauf-Erkrankungen mitgezählt werden, die ein Krankheits-Kontinuum bilden. Zu diesen ‚psychosomatischen Krankheiten im weiteren Sinn' (Rassidakis et al, 1975, S. 212) rechnen sie die Schizophrenie, die klassischen psychosomatischen Erkrankungen, die Zuckerkrankheit, die oben erwähnten Herz-Kreislauf-Erkrankungen und die bösartigen Geschwülste. Sie haben eine gemeinsame Eigenschaft: eine Erkrankung schließt die anderen aus. (Diese gegenseitige Ausschließung, welche hier behauptet wird, kann – auch wenn Rassidakis et al es anders verstehen – nur als tendenzielle verstanden werden: es kommt durchaus vor, daß Zukkerkranke schizophren werden und möglicherweise noch obendrein Krebs bekommen. Vgl. auch Rolf Schwendters Vorwort, Punkt 3) Daneben sehen die Autoren als gesichert an, daß die psychosomatischen Erkrankungen im engeren Sinne, wie z.B. das Zwölffingerdarmgeschwür und auch die Zuckerkrankheit durch Angst hervorgerufen oder verschlimmert werden können. Daraus schließen sie, daß auch die Schizophrenie und das Carcinom in ihrem Kern auf Angst zurückzuführen seien. *Das Carcinom scheint dabei im Kern die Somatisierung psychotischer Angst und des Lebenstriebes wahrscheinlich mit Hilfe eines wirkstoffartigen Faktors, der sich im Laufe der Alterungsvorgänge einstellt, zu sein, wenn diese nicht schon in eine der anderen Krankheiten des Krankheitskontinuums, z.B. Schizophrenie, psychosomatische Erkrankung im engeren Sinne, Diabetes und wahrscheinlich auch Herzleiden verwandelt worden ist.* (Rassidakis et al, 1975, S. 212). Die Ursache des Krebses und seine Pathogenese schreiben sie der Somatisierung von Organen zu, die unter chronischer Reizung leiden.

Zur Stützung ihrer Theorie führen Rassidakis et al verschiedene Argumente an: Der Krebs trete häufig bei Frauen in dem am meisten angstbedrohten Lebensabschnitt, dem Klimakterium auf. Bevor die ersten klinischen Anzeichen der Gewebeneubildungen erkennbar seien, äußere sich psychotische Angst, häufig in der Art eines Panikanfalls. Diese Erscheinung verliere sich aber nach kurzer Zeit, die Angst der Kranken in einer Krebsklinik sei erstaunlicherweise sehr gering. Ähnliche Beobachtungen ließen sich auch in der Psychiatrie machen: Chronisch Schizophrene wirkten äußerlich frei von Angst. Die Autoren führen dies in beiden Fällen darauf zurück, daß sich die psychotische Angst in eine Krankheit des Kontinuums verwandelt habe, in Krebs oder in Schizophrenie.

Von der Hypothese ausgehend, die Ur-Angst aus dem Triebleben sei die Wurzel des Krankheits-Kontinuums, finden sie weitere Gemeinsamkeiten. Bei allen fünf Krankheiten spielt die Erblichkeit nur eine sehr geringe Rolle, jede einzelne Krankheitskategorie stelle die persönliche Lebensgeschichte eines Individuums dar, der klinische Befund ließe sich aufgrund einer bestimmten Persönlichkeitsstruktur erklären: Schizophrenie ist das Resultat einer schizoiden Persönlichkeitsentwicklung, psychosomatische Erkrankungen entwikkeln sich auf der Grundlage einer chrakteristischen Persönlichkeitsstruktur, der Krebs ebenfalls auf einer bestimmten psychologischen Basis.

Da die Krankheiten des Kontinuums meist nur schwer oder unheilbar seien, sehen Rassidakis et al darin die Bestätigung ihrer Theorie: *Trotz aller Anstrengungen des menschlichen Geistes wird der Krebs, eine der Urseuchen der Menschheit, weiterbestehen und fortdauern; er bleibt vor allem deshalb unbezwungen, weil es gewiß schwer ist, ausgerechnet den menschlichen Lebenstrieb niederzuzwingen.*

Die Prognosen der bösartigen Neubildung von Geweben

und der Schizophrenie seien um so ernster und schlechter, je früher sich die Krankheit manifestiere. Den Grund dafür sehen die Autoren darin, daß der Trieb, der auf der einen Seite Schizophrenie, auf der anderen Krebs hervorruft, um so kräftiger sei, wenn das Leben noch an seinem Anfang stehe.

Den Zeitpunkt, zu dem sich die ‚Ur-Angst' in Krebsgeschehen wandelt, sehen Rassidakis et al, wenn die Schranken des somatischen ICHs schwach werden und das ICH nicht in der Lage sei, dem Druck der Ur-Angst erfolgreich Widerstand zu leisten.

10. Eine prospektive Studie von Grossarth-Maticek

Alle bisher geschilderten Untersuchungen waren rückwärtsgewandt, die Thesen aller psychosomatisch forschenden Krebsspezialisten gründen sich auf so erhobene Daten. Die Unsicherheiten, die eine solche Methode in sich birgt, liegen auf der Hand: Sind die Persönlichkeitsmerkmale, die nach der Krebsdiagnose festgestellt werden, auch vorher in dieser Intensität ausgeprägt gewesen? Waren Kindheit und/oder soziale Situation so gut bzw. schlecht, wie sie jetzt, durch die Brille der Krankheit, gesehen werden?

Der Fragenkatalog ließe sich noch erweitern. Bei retrospektiven Studien besteht die Gefahr, gewisse psychische Auswirkungen der Krebskrankheit als deren Ursache oder Risikofaktoren anzusehen.

Diesen Mangel der psychosomatischen Onkologie sucht Dr. R. Grossarth-Maticek, Soziologe in Heidelberg, zu beheben; er führte mehrere retrospektiv-prospektive Studien durch, die Ergebnisse der ersten Untersuchung liegen jetzt vor.

Methode

Aufgrund einer eigenen retrospektiven Untersuchung und den Forschungsergebnissen von Bahnson, LeShan u.a. formulierte Grossarth seine Hypothesen, in denen er Risikofaktoren für die Krebserkrankung und für internistische Krankheiten im psychosozialen Bereich zu erfassen suchte.

Von besonderer Bedeutung war für ihn die Einstellung seiner Versuchspersonen zu einem sog. „exponierenden Verhalten". Darunter versteht Grossarth: erhöhter Genußmittel- und Medikamentenmißbrauch, erhöhte Bereitschaft, Krankheitssymptome zu ignorieren, geringe Bereitschaft zum Ausruhen, Erholen und zum Vermeiden von ungünstigen Umwelteinflüssen und permanente Hyperaktivität. Der Fragebogen, der eine Krebsskala und eine internistische Skala beinhaltete, bezog sich auf das Sozialverhalten, psychosozialen Streß, exponierendes Verhalten, Bedürfnisäußerung im sozialen Rahmen und psychopathologisches Symptombewußtsein.

Die Hauptdifferenz zwischen der Disposition zu Krebs und zu einer internistischen Erkrankung sieht Grossarth in den unterschiedlichen Konfliktverarbeitungen der Individuen. Während Krebsgefährdete ihre Emotionen nicht äußern und sich auf sich selbst zurückziehen, neigen Personen, die ihre Aufregung und Erregung spüren und auf ein Ersatzobjekt leiten, eher zu internistischen Erkrankungen.

Grossarth befragte damit 1.353 willkürlich ausgewählte Personen und identifizierte diejenigen, die auf beiden Skalen extrem hohe Werte erreichten. Um ein objektiveres Bild zu erhalten, interviewte er jeweils einen Angehörigen dieser Kandidaten. Nach ca. acht Monaten wiederholte er bei den Risikopersonen beide Befragungen, um sicher zu gehen, daß die Antworten auf den Fragebögen ein kontinuierliches Bild widergeben. Anhand eines Beobachtungskatalogs und freien Interviews ergänzte er das Untersuchungsmaterial, mit dessen Hilfe er 38 Kandidaten für eine Krebserkrankung und 38 für eine internistische Krankheit herausfilterte. (Zu diesen Gruppen bildete er mehrere Kontrollgruppen, um noch weiterführende Fragestellungen zu untersuchen, die hier aber nur am Rande interessieren könnten.) Die Namen dieser Personen wurden 10 Jahre geheimgehalten, 1976 überprüfte Grossarth seine Voraussagen.

Psychologische Theorie

Grossarth-Maticek geht davon aus, daß familiäre Frustration, Abweisung, Ausstoßung, kompensatorisch überstarke Bindung des Kindes an die Eltern mit gleichzeitiger Forderung der Eltern nach normenkonformem Verhalten und Verrichtung täglicher Arbeit, wenn Anerkennung gegeben werden soll, ein sog. harmonisierendes Orientierungsmuster motivieren, in dem die sozialen Beziehungen als gut, konfliktfrei, harmonisch usw. dargestellt werden. Dies wiederum bestimmt ein spezifisches Verhalten in Konflikt-Situationen, insbesondere Selbstzurückstellung die Unfähigkeit, unterschwellig vorhandene Aggressionen zu empfinden und auszudrücken. Wird das harmonisierende Orientierungsmuster durch ungünstige Lebensereignisse erschüttert, entwickelt sich eine Spannung zwischen der Tendenz, das Verhalten weiterhin an dem alten Muster auszurichten und der Streßwirkung der ungünstigen Lebensereignisse, die diese Tendenz verhindern. Dieser Konflikt kann, wird er chronisch, dazu führen, daß Gefühle und die emotionalen Bedürfnisse sozial nicht mehr geäußert werden. Formal wird das harmonisierende Verhalten beibehalten, daneben entwickelt sich extreme Selbstaggressivität, bis hin zu einem emotionalen Rückzug aus der sozialen Gemeinschaft. Diesen Zustand sieht Grossarth als Grund für das *exponierende Verhalten, das eine aktive Verhaltenstendenz des Individuums darstellt, die psychosozial motiviert ist.* (Grossarth-M., 1977, S. 8). Nach Grossarth-Maticek kann das exponierende Verhalten gleichzeitig als Verbindung zwischen psychosozialem Streß und der naturwissenschaftlich orientierten These der Krebsentwicklung aufgrund von krebserregenden Stoffen gelten, denn es bewirkt, daß sich ein Individuum chronisch und exzessiv gefährlichen Umweltreizen aussetzt (Tabak, Alkohol und Tablettenmißbrauch).

Ergebnisse

Nach der ersten Befragung hatte Grossarth für 62 Kandidaten eine wahrscheinliche Krebserkrankung vorausgesagt, für 82,1% von ihnen traf dies ein. Bei der Zweitbefragung reduzierten sich die Krebskandidaten auf 38, nach 10 Jahren hatte sich bei 37, das sind 97,3%, ein Carcinom entwikkelt.

Bei den internistischen Erkrankungen ergab sich nach der Erstbefragung eine Annahme von 102 Gefährdeten, davon sind 51% tatsächlich erkrankt. Das zweite Interview ließ 38 Kandidaten übrig, die Voraussage traf für 35 von ihnen zu, also 92,1%.

Diese hohe Treffsicherheit darf nicht zu vorzeitigen

Schlüssen führen. Vergleicht man die Zahl der Carcinomerkrankten, die richtig prognostiziert wurde, mit der Zahl der tatsächlichen Krebskranken aus der Gesamtstichprobe, so stellt man fest, daß 204 Personen in der Krebskartei aufgeführt waren, davon hat Grossarth 37 vorhergesagt, das sind 8,3% aller in einem Zeitraum von 10 Jahren zu erwartenden Krebsfälle. Ist der Prozentsatz auch relativ niedrig, so hat diese Form der Untersuchung für die Präventivmedizin im Rahmen der Psychosomatik doch einige Bedeutung.

Grossarth-Maticek hat eine zweite prospektive Studie nach derselben Methode angelegt, weitere sind geplant.

ZUSAMMENFASSUNG UND WEITERFÜHRENDE GEDANKEN

Im folgenden möchte ich die bisher ausführlich dargestellten Untersuchungsergebnisse nach thematischen Gesichtspunkten zusammenfassen. Zum Teil werde ich sie noch mit Forschungsresultaten ergänzen, deren Originalbericht ich nicht einsehen konnte, sondern nur nach anderen Autoren zitieren kann.

Anschließend werde ich versuchen aufzuzeigen, welche Schlußfolgerungen aufgrund des Materials in Bezug auf eine psychosomatische Krebspathogenese naheliegen.

1. Allgemeine Persönlichkeitszüge

Der Krebskranke lebt in einer Doppelrolle. Nach außen wirkt er angepaßt, zufrieden und ausgeglichen, hinter dieser Maske verbirgt sich ein unglückliches, von Selbstzweifeln gequältes ICH, das zu Depressionen neigt (LeShan, Bahnson, Dunbar). Im allgemeinen verfügt er über einen hohen Grad von Kreativität, der aber durch die eigenen Abwehrmechanismen und durch die der Umwelt frustriert wird (Dunbar). Krebspatienten werden als arbeitsam, aber leicht ermüdbar geschildert (Aleksandrowicz, Németh, Mezei). Dunbar sieht sie als *übermäßig ernsthafte, überkooperative, übergefällige, überängstliche und sensitive, passive Persönlichkeiten*" (1959), die an diesem Mangel an Selbstrealisierung ihr ganzes Leben lang gelitten hätten. Weiterhin wird der Krebskandidat gekennzeichnet durch einen ausgeprägten Mangel an Lebensfreude, eine tiefliegende negative Haltung dem Leben gegenüber und einen allgemeinen Lebensüberdruß (LeShan, Kretz, Schulz van Treeck, Reich). Er wird als zwanghafte Persönlichkeit beschrieben mit einer charakteristischen Tendenz zur Ableugnung und zur tiefen Verdrängung von Konflikten, die im Vergleich zu den typischen Psychosomatosen wesentlich höher ist, sowie mit einer Neigung, Affekte aufzustauen, was von einem deutlichen Mangel, Spannungen, Angst und Wut auszudrücken, begleitet ist (LeShan, Reich, Németh, Mezei, Bahnson, Baltrusch, Beck).

Frühe Kindheit

Immer wieder wird von Störungen der frühen Eltern-Kind-Beziehungen bei späteren Krebskranken berichtet (Baltrusch, Bahnson, LeShan, Booth). Ungünstiger Familienhintergrund, mangelnde und/oder übersteigerte elterliche Zuwendung, Trennungen und Objektverlust kennzeichnen diese Situation. Bei Kindern und Jugendlichen, die zu einem Zeitpunkt dieser Periode an Leukosen und bösartigen Lymphomen erkranken, finden sich seit früher Kindheit wesentlich schwächere und labilere mitmenschliche Beziehungen als bei ihren Kontrollen. Die Krankheit manifestiert sich häufig zu einem Zeitpunkt, als das betroffene Kind von seiner Beziehungsperson als „vakiriierendes Objekt" aufgegeben wurde (Baltrusch). („Vakirierend" heißt „stellvertretend". Das Kind nahm also bis zu diesem Zeitpuntk stellvertretend die Rolle einer anderen wichtigen Bezugsperson – z.B. des Ehemanns – für die Mutter ein.) Eine emotionale Unreife, nicht abgelöste Elternbindungen und damit verbundene gehemmte und unreife Sexualität werden häufig hervorgehoben (Németh, Mezei).

2. Krebs und Abwehrmechanismen

Bahnson schildert eine besondere Ausbildung von Abwehrmechanismen, d.h. eine außerordentlich starke Abwehr psychologischer Konflikte, die in Beziehung zu Objektverlusten und aggressiven Neigungen stehen. Die Carcinomkranken greifen zu Mechanismen wie Verdrängung und Verleugnung, Projektionen dagegen sind selten. In Versuchs- und Versagungssituationen bilden sie weder Angstmanifestationen oder Depressionen aus noch entfalten sie eine neurotische Symptomatik, sondern sie entwickeln ‚positive' Attitüden wie Glück, Sicherheit, Zufriedenheit und Freundlichkeit. Da Projektionsmöglichkeiten fehlen, erscheint dem Krebskranken die Umwelt nicht als bedrohlich, sondern als wünschenswert. (Dies steht allerdings in Widerspruch zu den Aussagen von LeShan ; vgl. S. 63) Nach dem Verlust der Objektbeziehung ist es für sie äußerst schwer, Depressionen und Verzweiflung zu bewältigen. Dabei wird die Depression nicht auf Ereignisse des Lebens, eines Schicksals von außen, zurückgeführt, sondern auf das eigene Selbst. Sie leiden unter schweren

Schuldgefühlen, die sie als Bestrafung im Leben für ihr eigenes gefühltes schlechtes ICH, für Verfehlungen im Leben und für begangene Sünden erleben (Beck, Baltrusch, LeShan).

3. Psychopathologische und psychosomatische Symptome

Die Mehrheit der von Baltrusch untersuchten Patienten litt vor Ausbruch des Krebses an psychopathologischen (Nervosität, Ängstlichkeit, Depressionen) und psychosomatischen Symptomen. Es wurde beobachtet, daß im Verlaufe der Entwicklung der bösartigen Geschwulst die psychosomatische Störung und Erkrankung verschwand.

Experimentelle Forschungen haben gezeigt, daß eine Neurotisierung und die damit verbundene Störung des homeostatischen Gleichgewichts die Entwicklung von Tumoren begünstigt (vgl. Tierversuche).

4. Krebs und Rorschach

Untersuchungen mit dem Rorschach-Test ergaben, daß bei Krebskranken eine extreme „Erschütterung der Position“ vorliegt, die sich in einer so starken Selbstunsicherheit manifestiert, daß keine Objektkritik mehr vorkommt, dafür die Subjektkritik sich verstärkt. Es werden viele Körperdeutungen abgegeben, eine narzißtische Besetzung des Körperschemas gelingt aber nicht. Die Versuchspersonen neigen dazu, den Versuchsleiter um Hilfe anzugehen bei der Deutung der Tafeln, auch ist Widerwillen gegen den Test zu beobachten. Die orale Abhängigkeit der Patienten manifestiert sich in häufigen Deutungen parasitärer Tiere, auch Todesphantasien werden auf unterschiedlichste Weise dargeboten. Es kommen auch sehr seltene Deutungen, die sich auf nicht-sexuelle Fortpflanzung beziehen, vor (Bahnson, Mezei, Németh).

5. Psychosexuelle Entwicklung

Gehemmte und unreife Sexualität wird von vielen Forschern festgestellt (Reich, Bahnson, Baltrusch, Németh, Mezei). Reich baut seine Theorie darauf auf, daß eine Hemmung der autonomen Sexualfunktionen eine ‚biopathische Schrumpfung des Lebenssystems‘ und damit die Carcinomgenese bewirkt. In Tierversuchen hat Nugmanov nachgewiesen, daß dauernde sexuelle Frustration die Tumorentwicklung begünstigt.

6. Krebs und Psychosen

Eine statistische Untersuchung stellte fest, daß bei Schizophrenen um 2/3 weniger Krebsfälle auftreten, als bei der Allgemeinbevölkerung (Rassidakis). Bahnson entwickelte eine Theorie, wonach Krebs eine tiefgehende somatische Regression ist, ähnlich der Psychose im seelischen Bereich. Da ein Individuum zwei Wege zur Verfügung hat, seine Triebe, Bedürfnisse und Spannungen zu entladen, einmal auf psychischem Gebiet (Neurosen, Phobien, Psychosen), zum anderen auf somatischem Gebiet (Hyperchondrie, Psychosomatose, Krebs), schließen sich Psychosen und bösartige Geschwülste gegenseitig aus. Die Untersuchungsergebnisse von Bahnson – Neurosen schließen Krebs aus – und die der Tierversuche von Petrova – neurotische Hunde bilden eher Geschwulste – scheinen sich zu widersprechen. Hier zeigen sich die Grenzen des Tierversuchs und seiner Übertragbarkeit auf den Menschen. Der Begriff „Neurose“ hat in der Tierpsychologie eine andere Bedeutung als beim Menschen; Tiere haben nur sehr begrenzte Möglichkeiten, einen Konflikt „psychisch“ auszutragen (wie sieht eine Schizophrenie bei Hunden aus?).

7. Die Organwahl

Reich weist darauf hin, daß bösartige Tumoren sehr häufig an Organen auftreten, die in irgendeiner Beziehung zur Sexualität stehen. Dort fänden chronische muskuläre und biosexuelle Erregungsstauungen statt oder sie würden nicht abgeleitet. Evans nimmt einen Vorgang „primitiver Erotisierung“ des betroffenen Organs an. Neuere Untersuchungen geben ebenfalls Anhaltspunkte für eine symbolische Repräsentanz der Geschwulst (Booth).

8. Psychodynamik der Krebsentstehung

Der von vielen Forschern festgestellte Objektverlust relativ kurze Zeit vor der klinischen Manifestation des Carcinoms ist für sich gesehen noch kein Kriterium für die psychodynamische Entwicklung des Krebses. Entscheidend für die psychobiologische Realisierung ist, wie dieser traumatische Reiz empfunden und intrapsychisch verarbeitet wird. Entstehen infolge des Verlustes Gefühle wie Hoffnungslosigkeit, Verzweiflung und Ausweglosigkeit, werden hierdurch ähnliche Kindheitserfahrungen assoziiert, so daß die betreffende Person kaum die Möglichkeit hat, diese Situation zu bewältigen bzw. neu einzuordnen, ist die Gefahr, daß sich ein Tumor entwickelt, besonders hoch.

Baltrusch entwickelte in Anlehnung an die Thesen von Bahnson und LeShan folgendes dreistufiges psychodynamisches Modell der Krebsentstehung:

Phase I: Entwicklungssituation

a) Störung und Erschütterung von Objektbeziehungen im frühen Kindes- und Jugendalter mit der Entwicklung eines Gefühls der relativen Isolation, der Unsicherheit und potentiellen Gefährlichkeit von Objektbeziehungen, Entwicklung von Schuldgefühlen und Selbstwertproblemen (‚bad ego‘);

b) Kompensation dieser Grundhaltung durch:

1. anhängende Bindung an ein Schlüsselobjekt und

2. Ausbau einer spezifischen Abwehrorganisation, Aufstauung und Verdrängung von Emotionen (‚bottling up of emotions‘), Ableugnung (‚denial‘) und tiefgehende Verdrängung von Konflikten, Unfähigkeit, Gefühle der Aggression und der Feindseligkeit auszudrücken;

c) übersteigerte und verlängerte Abhängigkeitsbindung an Beziehungspersonen, gehemmte und unreife Sexualität;

d) tentatives psychobiologisches Korrelat:

Mangel in der Ausbildung entsprechender celebraler Grundstrukturen, frühe Modifikation der immunologischen Abwehrlage und Schwächung der körpereigenen Abwehr.

Phase II: Interimsituation

a) Vorwiegend gekennzeichnet durch relativ stabile Objektbeziehungen, die Objektbeziehung ist jedoch überkompensatorisch, an das Objekt wird sich angeklammert, es wird gleichzeitig auch kontrolliert. Ableugnung und Verdrängung von Konflikten;

b) tentatives psychobiologisches Korrelat:

Es bestehen Spannungs- und/oder Angst- und Depressionszustände, die häufig abgeleugnet werden. Anpassung an die Umwelt äußerlich gut und Konflikte hinter einer Fassade von Ausgeglichenheit verborgen. Dabei aber bis zu einem gewis-

sen Grade Vorkommen von neurotischen und/oder psychosomatischen Symptomen, die vor der Manifestation des Tumors nachlassen oder verschwinden (‚syndrom shift‘);

Phase III : Auslösersituation

a) Verlust eines Schlüsselobjektes oder ICH-Ideals durch normale oder konfliktbedingte Lebensumstände mit der Reaktivierung der in der Kindheit angelegten Grundbefindlichkeit und der gleichzeitigen Entwicklung von Gefühlen der Hoffnungslosigkeit, der Verzweiflung und des Aufgebens. Verlust der überkompensatorischen Objektbeziehung, Depression;

b) Scheitern der Versuche, die verlorene Objektbeziehung zu ersetzen oder Unfähigkeit, neue und zureichende Objektbeziehungen zu etablieren;

c) tentatives psychobiologisches Korrelat:

Ausbildung einer ‚withdrawal-conservation-patterns‘, Zusammenbruch der körperlichen Abwehr. Die psychischen Faktoren wirken auf die neuroendokrinen Prozesse via Hypothalamus und Hypophyse ein und bedingen Funktionsveränderungen in der Gesamtsteuerung des Organismus (wachstumskontrollierende Funktion des ZNS) wie auch in den endokrinen Zieldrüsen. Durch hormonale Faktoren Umschaltung von normalem Wachstum von Zellen in Hyperfunktionen, die mit der Tumorgenese in enger und direkter Beziehung stehen;

Auftreten der klinischen Symptome der Neubildung bösartiger Geschwulste als ICH-entfremdeter Prozeß; Organwahl bei einigen Lokalisationen abhängig von der emotionalen Besetzung des betroffenen Organs, bei allen Lokalisationen tiefgehende somatische Regression (Baltrusch, 1975, S. 193).

9. Versuch eines erweiterten Modells zur Krebsentstehung

Wie aufgezeigt wurde, sind psychosomatische Einflüsse bei der Entstehung bösartiger Tumore von großer Bedeutung – auch wenn verschiedene Faktoren eine Rolle spielen. Im folgenden möchte ich versuchen, das Modell, das Baltrusch in Anlehnung an Bahnson und LeSahn aufgestellt hat, weiterzuentwickeln; dabei werde ich die Forschungsergebnisse, die ich in der Zusammenfassung dargestellt habe, mit den Thesen, von denen Grossarth-Maticek ausgeht, und den Erkenntnissen der allgemeinen Psychosomatik verbinden:

In der frühen Kindheit erfolgt eine Störung der narzißtischen Entwicklung, häufig durch Objektverlust, aber auch dadurch, daß keine intensive, narzißtische Beziehung zu Pflegepersonen aufgebaut werden durfte (Ammon), die eine depressive Grundstimmung für das gesamte spätere Leben schafft (Erikson). Infolge dieser Fehlentwicklung sind die Objektbeziehungen, die das Individuum später eingeht, narzißtisch gefärbt, d.h. es werden besondere Anforderungen (Verschmelzungswünsche – Marty) an die Beziehungspersonen gestellt, der Betroffene ist abhängig vom Funktionieren und Bestehen dieser Beziehung. In der Berufssituation stellt das Individuum sehr hohe, durch das grandiose Selbst diktierte, Anforderungen an sich, die kaum, höchstens durch übermäßigen Einsatz (exponierendes Verhalten), bewältigt werden können. Die Interaktion mit der Umwelt ist durch ein übermäßig harmonisierendes Verhalten gekennzeichnet, Konflikte werden bis zur Selbstaufgabe vermieden. Den Mangel an Liebe und Zuwendung in der Kindheit sucht das Individuum durch dauernde Anerkennung und narzißtische Bestätigung auszugleichen, es arbeitet unermüdlich, übersieht bzw. bagatellisiert Krankheitsanzeichen, notwendige Zeiten der Regeneration werden ausgelassen, alles, um die in diesem Fall nahezu lebenswichtige Bestätigung zu erfahren.

Da keine gesunde Beziehung zu den Eltern aufgebaut werden konnte, ist auch die Ablösung gestört, so daß die Sexualentwicklung gestört ist – nach Reich der Auslöser für die Krebsentstehung. Durch den Verlust der wichtigsten Beziehungsperson (2. Objektverlust) und/oder da das – selbstgesteckte – Leistungsziel nicht erreicht werden kann, etwa wenn der Arbeitsplatz verlorengeht, fühlt sich das Individuum überstark narzißtisch gekränkt, wodurch die depressive Grundstimmung wiederbelebt wird: der Betroffene verfällt in Hoffnungslosigkeit und resigniert.

Bei Psychosomatikern findet man häufig ein Regredieren zur oralen Phase, sie sind leichter suchtgefährdet. Battegay (1977, S. 69 ff) bezeichnet Sucht als (oralen) narzißtischen Selbstheilungsversuch. An anderer Stelle sagt er (S. 70), *daß diese Menschen durch das Medikament oder durch den Alkohol den Suizidversuch hinausschieben*". Dieses Verhalten kann man auch anders deuten: das gesundheitsschädigende Verhalten macht einen aktiven Suizid überflüssig, die

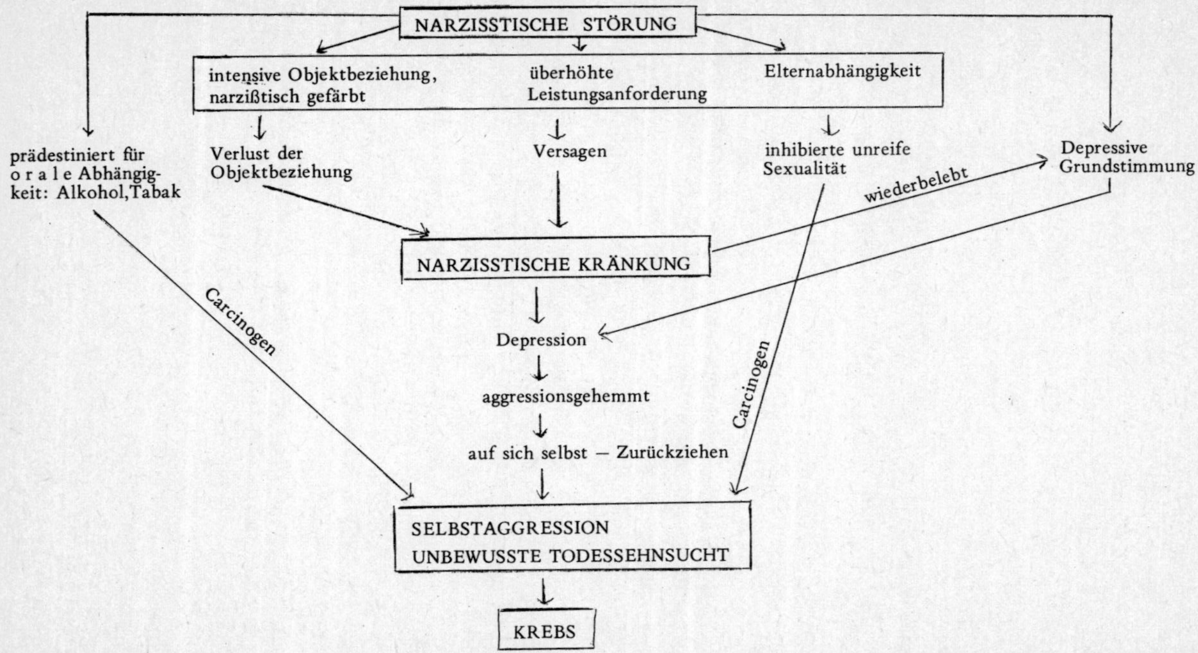
NARZISSTISCHE STÖRUNG
intensive Objektbeziehung, narzißtisch gefärbt
überhöhte Leistungsanforderung
Elternabhängigkeit
prädestiniert für o r a l e Abhängigkeit: Alkohol,Tabak
Verlust der Objektbeziehung
Versagen
inhibierte unreife Sexualität
Depressive Grundstimmung
wiederbelebt
NARZISSTISCHE KRÄNKUNG
Carcinogen
Depression
aggressionsgehemmt
Carcinogen
auf sich selbst – Zurückziehen
SELBSTAGGRESSION
UNBEWUSSTE TODESSEHNSUCHT
KREBS

Sucht ist danach ein verschleierter Selbstmord auf Raten. Ammon ist der Meinung, der Psychosomatiker *hat in der frühen Kindheit in Form einer strukturellen ICH-Verletzung die Disposition zu einer inadäquaten Antwort auf Streßsituationen erworben*" (Ammon, 1974, S. 134). Bei diesem Erklärungsversuch drängt sich die Verbindung zu der ‚depressiven Grundstimmung' auf.

Die Depression, verbunden mit der Unfähigkeit, Aggressionen zu äußern, bewirkt ein Auf-sich-selbst-Zurückziehen (Evans), ähnlich dem eines Psychotikers. Der Schizophrene zieht sich – genauer gesagt seinen Geist – aus der Realität der ‚Normalen' zurück. Der potentielle Krebspatient richtet die Aggressionen gegen sich selbst, bildet einen bösartigen Tumor aus und zieht sich, indem er seinen Körper vernichtet, aus der Realität zurück, er begeht passiven Selbstmord. Erikson zitiert in diesem Zusammenhang E. Bibring, der Depression *als den Wunsch eines Teiles des ICHs, sich sterben zu lassen,* beschreibt (Erikson, 1976, S. 159). Groddeck sagt zu dem Problem: *Der Mensch stirbt nur dann, wenn er sterben will.* (Groddeck, 1974, S. 41) Igor Caruso (1974, S. 51) sieht in dem Todeswunsch gleichzeitig eine Trennungsakzeptierung.

10. Konsequenzen für die Psychoanalyse

Bei den heute praktizierten Krebstherapien sterben immer noch zwei von drei Patienten an ihrer Krankheit, denn die somatisch orientierte Medizin kann den Tumor erst bekämpfen, wenn sie ihn ausmachen kann. D.h. erst muß sich die Krankheit in dem Körper festsetzen, bevor der Arzt die Möglichkeit hat, etwas dagegen zu tun. Die psychosomatisch orientierte Neoplasieforschung zeigt einen Weg, krankheitsgefährdete Personen zu behandeln, bevor sich eine bösartige Geschwulst gebildet hat. Schon Reich kommt in seiner Arbeit über den Krebs zu dem Schluß, die einzig wirksame Carcinombekämpfung liege in der Prophylaxe. LeShan berichtet von psychotherapeutischen Behandlungen von Krebspatienten, bei denen es zu einer zeitweiligen Besserung der Symptome bis hin zu einer Verkleinerung des Tumors kam. Eine endgültige Heilung konnte nicht erreicht werden. Gotthard Booth berichtet von einer ‚spontanen' Gesundung bei einer Patientin, deren Lebensgeschichte typisch für viele

Krebskranke ist, mit einem Unterschied. Die Frau ist Musikerin und sieht darin ihre Lebenserfüllung. Im Alter von 42 Jahren wird ihr die Gebärmutter wegen Krebs entfernt, sieben Jahre später werden Tumoren in der Lunge entdeckt. Mittlerweile steht sie auf dem Standpunkt, die Krankheit sei unheilbar, sie läßt sich auf keine Behandlung ein und lebt weiter wie bisher. Nach einem Monat waren die Geschwulste so groß, daß man ihr nur noch ein halbes Jahr zu leben gibt. Sie gibt weiter Konzerte und lehrt an der Universität. Fünf Monate später, bei einer Nachuntersuchung, wird festgestellt, daß der Krebs verschwunden ist. Booth sieht den Grund für die Gesundung in dem Lebenswillen und in dem Gefühl, durch die Musik ausgefüllt zu sein. *Diese Freiheit konnte zu ihrer Heilung nur aufgrund ihrer tiefen Hingabe zur Kunst und ihrer aus der Entdeckung des Krebses herrührenden klaren und energischen Handhabung der Situation beitragen.* (Übersetzung, d. Verf.) Daraus läßt sich m.E. ableiten, daß, um den Krebs zu bekämpfen, die Gefühle der Hoffnungslosigkeit, Resignation und Trauer therapeutisch angegangen werden müssen. Es muß möglich sein, so früh wie möglich in den Prozeß der bösartigen Entwicklung einzugreifen. Um dies zu erreichen, müssen prognostische Untersuchungsmethoden entwickelt werden, in diesem Rahmen kommt den prospektiven Studien von Grossarth-Maticek besondere Bedeutung zu. Baltrusch berichtet von einer Methode, die Kaufer entwickelt hat, mit der durch die Untersuchung der Handschrift Krebskranke und -gefährdete diagnostiziert werden können. Diese Methode ist nicht graphologisch, sondern beruht auf der Untersuchung der Störungen der neuromuskulären Koordination, die bei Krebskranken Jahre vor der klinischen Manifestation der bösartigen Geschwulst zu beobachten sein soll. Auch sollten die Forschungen von Bahnson, Németh und Mezei, über den Rorschach-Test Krebsgefährdete festzustellen, weitergeführt werden.

Die psychoanalytisch orientierte Sozialpsychologie hat sich schon seit längerem damit beschäftigt, weshalb die psychosomatischen Krankheiten in den letzten 100 Jahren immer mehr zugenommen haben. Zopf geht davon aus, daß der psychosomatisch Kranke sich persönlich nicht verwirklichen kann in der von ihm übernommenen gesellschaftlichen Rolle. Um die Möglichkeiten und Grenzen der persönlichen Selbstverwirklichung im Produktionsprozeß, im Beruf und im Privatleben bestimmen zu können, analysiert er die Produktionsverhältnisse: Die Arbeit unter kapitalistischen Bedingungen erweist sich als grundsätzlich fremdbestimmt, da die rechtliche und inhaltliche Bestimmung der Ware Arbeitskraft von denjenigen erfolgt, die über Besitz oder Kontrolle von Produktionsmitteln verfügen. Nicht die besonderen Fähigkeiten und Interessen des Individuums bestimmen die gesellschaftliche Arbeit, sondern die Gesetze der Warenproduktion. Die zunehmende Technisierung bewirkt einen noch höheren Grad der Fremdbestimmung im Arbeitsprozeß, und die physische Belastung wird von psychischem Streß abgelöst (vgl. Zepf, 1973). Andere Psychoanalytiker, z.B. C. Brede und Mitscherlich, sehen eine Verbindung zwischen dem Aussterben der ödipalen Gesellschaft und dem verstärkten Auftreten der Psychosomatosen. Ein möglicher Beitrag der Sozialpsychologie zur Krebsforschung wäre es, herauszufinden, welche gesellschaftlichen Bedingungen das totale Zurückziehen aus der Umwelt, bis hin zum Tod, bewirken.

PERSPEKTIVEN FÜR DIE PSYCHOSOMATISCHE FORSCHUNG

Nach den bisherigen Ergebnissen ist der Krebs Ausdruck einer Allgemeinerkrankung des Organismus, wobei emotionale und soziale Faktoren mit ihren körperlichen Korrelaten eine nicht unwesentliche Rolle spielen. Um diesen Ansatz zu bestätigen und damit Möglichkeiten einer wirksamen Krebsprophylaxe zu finden, müssen noch weitere Untersuchungen folgen; einige seien hier aufgeführt:

Die prämorbide Persönlichkeitsstruktur des Krebskranken sollte mit Hilfe von psychoanalytischen Techniken erforscht werden, um möglichst viel Material aus der Lebensgeschichte des Patienten herauszuholen, seine besondere Art der Anpassung an die Umwelt, seine Konflikte und die Art der Lösung, seine unbewußten Phantasien, Träume und dergleichen zu erfassen. In organisierten und statistisch fundierten Untersuchungen ist festzustellen, ob im Vergleich mit Kranken anderer Leiden und Gesunden Unterschiede in bezug auf die psychologische Anpassung, innere Verarbeitung von Streß und Angst, Lösung von Konflikten usw. bestehen. Gruppenuntersuchungen mit ähnlichen Methoden auf transkultureller Basis in verschiedenen Ländern, Gesellschaftssystemen und Rassen, auch in sich umstrukturierenden Gesellschaften (Entwicklungsländer). Dabei sind besonders die Fragen interessant, ob Unterschiede zwischen Gebieten mit kulturellem und zivilisatorischem Wechsel und solchen, in denen die alten Kultur- und Gesellschaftsformen beibehalten werden, festgestellt werden können und welche Faktoren dafür von Bedeutung sind. In diesem Zusammenhang sollte auch das Vorkommen von Neoplasien in sozialen Subgruppen mit unterschiedlichen Lebenszielen, Weltanschauungen und religiösen Idealen untersucht und mit dem Bild der Allgemeinbevölkerung verglichen werden.

BEISPIEL EINER SELBSTERKENNUNG IN DER EIGENEN KRANKHEIT

Daß sich das Interesse zunehmend auch den psychosomatischen Aspekten der Neoplasie zuwendet, ist wohl nicht zuletzt dem Buch von Fritz Zorn: „Mars“ zu verdanken. Der Autor schildert darin rückblickend seinen Lebensweg, der ihn bis zum unheilbaren Krebs geführt hat. Im Alter von 30 Jahren stellt er fest, daß er doch nicht so ‚normal‘ ist, wie er es sich seit Jahren versucht einzureden, seine Depressionen sind anderer Natur als die verschiedenen Gefühle der Traurigkeit seiner Mitmenschen. Als er den Tumor in seinem Kehlkopf entdeckt, ist seine Reaktion nicht, zum Arzt zu gehen und so schnell wie möglich etwas dagegen zu tun, sondern er empfindet die Geschwulst als logische Folge seiner ‚verschluckten Tränen‘. Gleichzeitig mit der Krebsbehandlung beginnt Zorn mit einer Psychoanalyse, mit deren Hilfe er die krankmachenden Faktoren seiner sozialen Umwelt, seiner Erziehung und deren Folgen für seine Lebensgestaltung herausarbeitet. Fast alle Aspekte, die wissenschaftliche Untersuchungen mit Statistiken, Tests usw. darstellen, schildert er in seinem Buch, das mit dem Satz beginnt: „Ich bin jung und reich und gebildet; und ich bin unglücklich, neurotisch und allein.“ (S. 25).

Adolf Muschg schreibt in seinem Vorwort: *Der Krebs ist ein Urteil über die Gesellschaft, die Unterdrückung nötig hat und Gefühllosigkeit nötig macht.* (Zorn, 1977, S. 17)

Fritz Zorn ist an der Goldküste des Zürichsees in großbürgerlichem Milieu von, wie er sagt, neurotischen Eltern erzogen worden. Harmonie und Ruhe waren die größten Tugenden, anderer Meinung sein wie der Gesprächspartner galt als Todsünde, Nein-Sagen war unmöglich, es wurden die größten argumentativen Verrenkungen in Kauf genommen für die Harmonie. ... *Wir konnten nicht streiten ... Wir beherrschten die Technik des Streitens nicht ...* (Zorn, 1977, S. 28). Demzufolge hatte auch niemand eine eigene Meinung, sie wurde dem Gegenüber angepaßt. Die Familie lebte sehr zurückgezogen, war immer comme il faut, amüsierte sich über Menschen, die anders lebten, setzte sich aber nie damit auseinander, denn es könnte die Harmonie stören. *Das Leben ist sehr gut, aber nicht wir sind das Leben; das Leben sind die anderen.* (Zorn, 1977, S. 56) Mit dieser Einstellung eines Zuschauers absolvierte Zorn die Schule, war nicht unbeliebt, hatte aber auch keine Freunde. Für ihn war alles gut, solange er nicht allzusehr aus der Reihe fiel, solange alles ‚normal' war. Dies änderte sich, als die Tanzstundenzeit begann, es fiel ihm auf, daß andere Freundinnen hatten, er aber nicht. Die ersten Depressionen stellten sich ein. Dies verschlimmerte sich an der Universität, er war wenig zu hause, konnte es dort nicht aushalten, im Kreise von Kommilitonen konnte er seine Hoffnungslosigkeit vor sich selbst besser verstecken. Die Eltern hatten sich bemüht, ihn von einem Kind, das von Sexualität nichts zu wissen hat, zu einem jungen Erwachsenen zu erziehen, der so abgeklärt ist, daß er von Sexualität nichts mehr wissen will. Äußerlich ist ihnen das gelungen, Zorn hat bis zu seinem Tod keinerlei sexuelle Erfahrung gemacht. *Von meiner sexuellen Qual zu sprechen, wagte ich erst recht nicht, denn das hätte mich viel zu viel Überwindung gekostet.* (Zorn, 1977, S. 109)

Nach dem Eintritt ins Berufsleben verschlimmerte sich seine Depression, aber *ich klagte nie* (Zorn, 1977, S. 124). Seinen Zustand kurz vor Ausbruch des Krebses schildert Zorn so:

Ich wußte, daß ich vor Einsamkeit und vor Mangel an Liebe beinahe zugrunde ging, ich wußte, daß die Frustration und die Depression mein Leben so ausfüllten, daß fast gar nichts anderes mehr darin Platz finden konnte, als die allgegenwärtige depressive Qual; ich wußte es, aber ich glaubte es nicht; oder ich wollte es nicht glauben. Ich wollte nicht glauben, daß mein seelisches Leben einer grauenhaften Verwüstung anheimgefallen war, daß ich ein seelisch schwerkranker Mensch war, der fast keiner menschlichen Regung mehr fähig war, sondern sich nur noch in der Hülle der eigenen Ausweglosigkeit selbst aufrieb, ... (Zorn, 1977, S. 125).

Zorn schildert, wie das bürgerliche Leben, die Ideale seine Krankheit mitverschuldet haben: *Mein Leben besteht nicht nur aus dem Aufheulen eines von der Züricher Bourgeoisie zu Tode erzogenen Individuums ...* Zorn, 1977, S. 211), indem seine Eltern die personifizierte Schweizer Großbürgerlichkeit waren.

Die Neurose meiner Eltern begründet meine eigene Neurose; meine Neurose begründet meinen lebenslangen Kummer; mein Kummer begründet, daß ich an Krebs erkrankt bin, und der Krebs ist zuletzt der Grund für meinen Tod.

(S. 175) *Das Erbe meiner Eltern in mir ist wie ein riesengroßes Krebsgeschwür, alles was darunter leidet, mein Elend und meine Qual und meine Verzweiflung, das bin ich.* (S. 177 f)

Die einzige Möglichkeit, wieder gesund zu werden, den Krebs zu überwinden, sieht er darin, seine seelischen Probleme zu lösen, der Kampf gegen seine Neurose wird für ihn zum Wettlauf mit dem Tod.

Ich ahnte, daß die Ärzte allein mir nicht mehr zu helfen vermöchten und daß ich nur noch gerettet werden konnte, wenn der ganze Organismus, Seele und Körper zusammen, genügend Widerstand aufbrachten, um die Krankheit zu überwinden. (S. 145)

Hat Zorn in dem ersten Teil seines Buches noch Hoffnung, gesund zu werden, so schwindet sie später immer mehr. Jede neue Metastase bringt ihn dem Tod näher, sein Wunsch ist es, den Lebensbericht, den er aufgeschrieben hat, zu veröffentlichen, denn:

Wenn ich jetzt sterben sollte, so wird mein Tod eben kein zufälliger, sondern ein zutiefst typischer gewesen sein, weil ich an dem gekrankt habe, woran in unserer heutigen Gesellschaft jedermann mehr oder weniger kränkelt. Soziologisch gesehen bin ich die Krebszelle meiner Gesellschaft, und so, wie die erste bösartige Zelle in mir psychosomatischen Ursprungs gewesen ist, so bin ich auch als Repräsentant der Krankheit meiner Gesellschaft auf der seelischen Minusseite zu buchen. (S. 213 ff)

Fritz Zorn sieht seine tödliche Krankheit als gewollt an, als Erlösung aus den Depressionen, aus denen er bei der Entstehung des Krebses keinen Ausweg gesehen hatte.

In dieser Hinsicht kann ich mich sogar mit dem Satan identifizieren, denn, wie ich im ersten Teil meiner Geschichte geschrieben habe, habe ich meine Krankheit und meinen Krebs gewollt; ich habe in die finsteren Höhlen der Unterwelt hinabgestürzt werden wollen, um anderswo zu sein, als in der depressiven Welt, in der ich die ersten dreißig Jahre meines Lebens verbracht habe. (S. 224)

Einen Tag, nachdem er die Zusage des Verlages für die Veröffentlichung seines Manuskriptes erhalten hatte, verstarb Fritz Zorn an Krebs.

LITERATUR

ALEXANDER, F.: Psychoanalytische Medizin, Berlin 1977

ALEKSANDROWICZ, J. et al: Psychosoziologische und anthropologische Untersuchungen an Leukämiekranken. Z. psychosomatische Medizin 9, 1963 a (S. 229-245)

ALLPORT, G.W.: Personality and Social Encounter, Boston 1960. In: Bahnson: Verh. d. Ges. Inn. Med. 73 (1967)

AMMON, G.: Psychoanalyse und Psychosomatik, München 1974

BAHNSON, C.B.: Psychiatrisch-psychologische Aspekte bei Krebspatienten. Verh. d. deutsch. Ges. f. Innere Medizin, 1962 (S. 532-550)

BALINT, N.: Therapeutische Aspekte der Regression, Stuttgart 1973

BALTRUSCH, H.-J.: Psyche – Nervensystem – Neoplastischer Prozeß. Zeitschrift f. psychosom. Med. 9, 1963 a (S. 229-245)

BALTRUSCH, H.-J.: Probleme, Aufgaben und Grenzen psychosomatischer Neoplasieforschung. Zeitschrift f. psychosom. Med. 9, 1963 b (S. 285-294)

BALTRUSCH, H.-J.: Ergebnisse klinisch-psychosomatischer Krebsforschung. Psychosomatische Medizin 1975, Heft 3/4, Bd. 5 (S. 157-208)

BATTEGAY, R.: Narzißmus und Objektbeziehungen, Bern 1977

BECK, D. et al: Psychosomatische Aspekte des Mamma-Carcinoms. Psychosomatische Medizin 1975, Bd. 5, Heft 3/4 (S. 216-228)

BOOTH, G.: A ‚spontanous' recovery from cancer. J. Amer. Acad. Psychoanalysis 5, 1977 (S. 207-214)

BRÄUTIGAM, W., CHRISTIAN, P.: Psychosomatische Medizin, Stuttgart 1974

BREDE, C. (Hrsg.): Einführung in die Psychosomatische Medizin, Frankfurt 1974

CARUSO, I.A.: Die Trennung der Liebenden, München 1974

DE BEER, C., MITSCHERLICH, A.: Verstehende Psychosomatik: Ein Stiefkind der Medizin. Psyche 1973, Heft 1 (S. 1-21)

DUNBAR, F.: Psychiatry in Medical Specialities. Mc Craw Holl, New York 1959. In:Baltrusch, H.-J.: Psychosomatische Medizin 1975, Bd. 5, Heft 3/4

EICKE, D.: Der Körper als Partner, München 1973

ERIKSON, E.: Kindheit und Gesellschaft, Stuttgart 1974

ERIKSON, E.: Identität und Lebenszyklus, Frankfurt 1976

EVANS, E.: A Psychological Study of Cancer. Dodd. New York 1926. In: Baltrusch, H.-J.: Psychosomatische Medizin 1975, Bd. 5, Heft 3/4

FREUD, S.: Studien über Hysterie. G.W., Bd. I, Frankfurt 1964

GARNER, A., WENER, Ch.: The Mother-Child Interaction in Psychosomatic Disorders, Urbana 1959

GRODDECK, G.: Verdrängen und Heilen, München 1974

GROSSARTH–MATICEK, R.: Sozialwissenschaftliche Aspekte in der Krebsforschung. Reihe Sozialwissenschaftliche Onkologie, Heidelberg 1977

GROSSARTH–MATICEK, R.: Sozialwissenschaftliche Aspekte in der Ätiologie organischer Erkrankungen. Veröffentlichung im Rahmen des interdisziplinären Forschungsprojektes Sozialwissenschaftliche Onkologie, 1977 a

HERBERGER, W.: Kurzverläufe bei Krebspatienten unter Beleuchtung ihrer Kummerskala. Z. psychosomatische Medizin 9, 1963 (S. 271-285)

JACOBSON, E.: Depression, Frankfurt 1977

KIERKEGAARD, S.: The Sickness unto Death. In: Fear and Trembling and the Sickness unto Death, New York 1953. Zit. nach: LeShan. Zeitschrift f. psychosom. Med. 9, 1963

KOHUT, H.: Überlegungen zum Narzißmus und zur narzißtischen Wut. Psyche 1973, Heft 6 (S. 513-555)

KOHUT, H.: Narzißmus, Frankfurt 1976

LAING, R.D.: Das geteilte Selbst, Hamburg 1976

LESHAN, L.: Untersuchungen zur Persönlichkeit von Krebskranken. Zeitschr. f. psychosom. Med. 9, 1963 (S. 246-255)

MAHLER, M.: Symbiose und Individuation, Psyche 19, Heft ? (S. 609-625)

MAHLER–SCHÖNBERGER, M. et al: Der Rorschachsche Formdeuteversuch als Hilfsmittel zum Verständnis der Psychologie Hirnkranker. Schweiz, Arch. Neurol. u. Psychiatr. 301 (1938). In: Mezei und Németh: Z. f. psychosom. Med. 9, 1963

MARTY, P.: Die allergische Objektbeziehung. In: Brede, C. (Hrsg.): Einführung in die Psychosomatische Medizin, Frankfurt 1974

MEZEI, A. und NÉMETH, G.: Untersuchungen zur Psychosomatik maligner Tumoren mit Hilfe des Rorschach-Tests. Z. f. psychosom. Med. 9, 1963 (S. 265-270)

MITSCHERLICH, A.: Krankheit als Konflikt I, Frankfurt 1969 a

MITSCHERLICH, A.: Krankheit als Konflikt II, Frankfurt 1969 b

MITSCHERLICH, A.: Zur Psychoanalytischen Auffassung psychosomatischer Krankheitsentstehung. Psyche VII, 1953/54 (S. 561-579)

NÉMETH, G. und MEZEI, A.: Psychosomatische Untersuchungen an Patientinnen mit benignen und malignen Brust- und Genitalgeschwülsten. Psychosomat. Med., 1975, Bd. 5, Heft 3/4

NÉMETH, G. und Oó, M.: Einige psychoanamnestische und klinische Daten zu den auf die Geschwulstbildung einwirkenden Umweltfaktoren. Z. psychosom. Med. 9, 1963 (S. 262-265)

RAKNES, O.: Wilhelm Reich und die Orgonomie, Frankfurt 1973

RASSIDAKIS, N.C. et al: Zur Psychosomatik der malignen Neoplasie. Psychosom. Med. 1975, Bd. 5, Heft 3/4 (S. 209-215)

REDLICH, F., FRIEDMAN, D.: Theorie und Praxis der Psychiatrie, Frankfurt 1970

REICH, W.: Die Entstehung des Orgon. Die Funktion des Orgasmus, Frankfurt 1975

REICH, W.: Charakteranalyse, Frankfurt 1975

REICH, W.: Die Entstehung des Orgon. Der Krebs, Frankfurt 1975

SCHNEIDER, P.B.: Zum Verhältnis von Psychoanalyse und psychosomatischer Medizin. Psyche 1973, Heft I (S. 21-47)

SCHUR, M.: Zur Metapsychologie der Somatisierung. In: Brede, C.: Einführung in die Psychosomatische Medizin, Frankfurt 1974

SPITZ, R.: Vom Säugling zum Kleinkind, Stuttgart 1974

SPITZ, R.: Die Entstehung der ersten Objektbeziehungen, Stuttgart 1973

STUDT, H. et al: Psychosomatische Theorie. In: Psychoanalyse heute. Stuttgart 1977 (S. 106-109)

WEIZSÄCKER, V. v.: Natur und Geist, Göttingen 1954. In: Ammon, G., München 1974

ZEPF, S.: Zur Theorie der psychosomatischen Erkrankung, Frankfurt 1973

ZORN, F.: Mars, München 1977